TRANSPLANT SURGERY DIETARY

Complete Guide Unlocking The Secrets Of
Nutrition To Rapid Healing After Surgery
Success, Nourishing Meal Plans, Recipes, Tips
For Optimal Health Wellness

DR. ALLAN FREDA

Contents

A Comprehensive Guide To Optimal Post Surgery Diet, For Newly Diagnosed," talks about this subject by going into great detail about the food that people who are going to have transplant surgery need to eat.

1. Healing Recipes: This book has a bunch of recipes that are made to help people heal from transplant surgery. These recipes are made to give you the nutrients you need while still being tasty and easy to digest.

2. Meal Plans: It gives structured meal plans that are made to meet the nutritional needs of people who have had transplant surgery. These meal plans tell people how much food to eat, when to eat it, and how to eat it to help them recover and stay healthy in the long run.

3. Expert Tips: The book has advice and thoughts from nutrition and transplant surgery experts. These tips cover a range of topics, such as how to

prepare food, take supplements, stay hydrated, and deal with dietary limits after surgery.

Overall, this book is helpful for people who have just been told they need transplant surgery because it tells them everything, they need to know about how to set up the best diet after surgery to help them heal and stay healthy in the long run.

Disclaimer

The information in this book is for informational purposes only and should not replace professional medical advice, diagnosis, or treatment. Always consult your physician or a qualified health provider regarding any medical concerns. Do not disregard professional medical advice or delay seeking it based on information in this book.

The author does not endorse or have affiliations with any mentioned entities. References are for informational purposes only.

Consult your healthcare provider before making dietary or lifestyle changes, especially during recovery from surgery, as individual needs vary.

Results may vary, and the information provided is not guaranteed to produce specific outcomes.

By reading this book, you acknowledge and agree to consult your healthcare provider before implementing any information herein.

For further guidance, consult your healthcare provider or reputable medical websites for reliable information on surgery recovery diets.

CHAPTER 1
WHAT YOU NEED TO KNOW ABOUT TRANSPLANT SURGERY

Transplant surgery is one of the most important new areas of modern medicine. It gives people who have organ failure or dysfunction hope and a new lease on life by replacing a failing or damaged organ with a healthy one from a donor. This procedure restores vital functions and improves quality of life. Transplant surgery includes a wide range of procedures, such as heart, lung, liver, kidney, pancreas, and intestinal transplants.

A Look at Transplant Surgery

Organ transplant surgery is the greatest thing that has ever happened in medicine. It allows organs from deceased or living donors to be given to people who need them. The procedure usually starts with a full review of the recipient's medical history, current health, and compatibility with potential donors. If the patient is found to be eligible, they are put on a waiting list managed by organ procurement organizations, where they wait for a suitable donor to come along.

Getting ready for transplant surgery

Preparing for transplant surgery is a multifaceted process that involves comprehensive assessment, rigorous medical evaluation, and thorough pre-operative planning. Patients undergoing transplant surgery undergo a series of pre-transplant evaluations to assess their overall health, organ function, and suitability for the procedure.

These evaluations may include diagnostic tests, imaging studies, blood work, and consultations with a multidisciplinary team of healthcare professionals, including transplant surgeons, nephrologists, cardiologists, pulmonologists, and social workers. Additionally, patients may undergo psychological assessments to evaluate their emotional readiness and support systems for the challenges of transplant surgery and post-operative recovery. Pre-transplant preparations also entail lifestyle modifications, such as adhering to a healthy diet, abstaining from alcohol and tobacco, and managing chronic medical conditions to optimize surgical outcomes and minimize complications.

Care after a transplant

Post-transplant care is a critical phase in the journey of transplant recipients, encompassing a continuum of medical management, monitoring, and support to promote healing, prevent complications, and optimize long-term outcomes. Following transplant surgery, patients transition to a specialized transplant care unit or designated transplant center, where they receive intensive monitoring and support from a multidisciplinary team of healthcare providers. Post-operative care protocols typically include close observation in the immediate post-operative period, administration of immunosuppressive medications to prevent organ rejection, monitoring for signs of complications, and rehabilitation to regain strength and function. Additionally, patients receive comprehensive education on medication management, infection prevention, dietary guidelines, and lifestyle modifications to support their recovery and long-term wellness. Long-term follow-up care is essential for transplant recipients, involving regular medical evaluations, screening tests, and ongoing support to ensure the continued success and durability of the transplanted organ.

A complete guide to the best diet for people who have just had surgery or been diagnosed with a new illness. It includes healing recipes, meal plans, and expert advice for long-term health.

When you're recovering from surgery, especially transplant surgery, you need to take a holistic approach to your diet and nutrition. A healthy, well-balanced diet is very important for helping you heal, boosting your immune system, and improving your overall health and wellness. Writing an in-depth guide to the best post-surgery diet means taking into account the specific nutritional needs and challenges that people undergoing transplant surgery face.

How to Know How Important It Is to Eat After Surgery

Diet is an important part of recovery and rehabilitation after surgery, especially for transplant recipients whose bodies and metabolisms change a lot. A nutrient-rich diet is important for supporting tissue repair, wound healing, and immune function. It also helps prevent complications like infection, malnutrition, and metabolic disturbances. Diet is also a key part of managing chronic medical conditions.

Recipes that will help you heal after surgery

Incorporating healing recipes into the post-surgery diet can provide nourishment, comfort, and therapeutic benefits for transplant recipients as they navigate the challenges of recovery and rehabilitation. Healing recipes are designed to be nutrient-dense, easy to digest, and rich in essential vitamins, minerals, antioxidants, and anti-inflammatory compounds to support healing and promote overall wellness.

These recipes often feature whole, unprocessed foods, including lean proteins, fruits, vegetables, whole grains, healthy fats, and herbs and spices with known medicinal properties. Examples of healing recipes may include homemade soups and broths, smoothies and shakes, steamed or roasted vegetables, lean protein sources such as grilled chicken or fish, whole grain salads, and fruit-based desserts. By incorporating healing recipes into their post-surgery diet, transplant recipients can nourish their bodies, support their recovery, and enjoy flavorful and satisfying meals that contribute to their long-term health and well-being.

Recovery meal plans for people who have had surgery

Developing personalized meal plans tailored to the unique nutritional needs and dietary preferences of transplant recipients can facilitate adherence to dietary guidelines, promote balanced nutrition, and streamline meal preparation and planning in the postoperative period.

Meal plans for post-surgery rehabilitation typically emphasize whole, nutrient-dense foods, portion control, and regular meal timing to support metabolic health, weight management, and overall well-being.

These meal plans may be customized based on factors such as the type of transplant surgery, individual dietary restrictions or preferences, comorbid medical conditions, and lifestyle factors. A well-designed meal plan may include a variety of food groups, such as lean proteins, complex carbohydrates, healthy fats, fruits, vegetables, and low-fat dairy or dairy alternatives, distributed across multiple meals and snacks throughout the day. By following a structured meal plan, transplant recipients can ensure adequate intake of essential nutrients, optimize their energy levels, and maintain stable blood sugar levels, while also enjoying a diverse and satisfying array of foods that support their recovery and long-term health goals.

Tips from experts for long-term health

In addition to incorporating healing recipes and meal plans into their post-surgery diet, transplant recipients can benefit from expert tips and strategies for long-term wellness and dietary success.

These tips may encompass practical advice on meal preparation, grocery shopping, label reading, dining out, and managing dietary challenges and temptations. For example, transplant recipients may be advised to prioritize hydration by drinking plenty of water throughout the day, to practice mindful eating by paying attention to hunger and fullness cues, and to engage in regular physical activity to support metabolism, muscle strength, and cardiovascular health.

Furthermore, transplant recipients may benefit from working closely with a registered dietitian or nutritionist to develop personalized dietary strategies, address specific nutritional concerns or deficiencies, and optimize their dietary habits for long-term success and sustainability.

By leveraging expert guidance and support, transplant recipients can navigate the complexities of the post-surgery diet with confidence, empower themselves to make informed dietary choices, and cultivate a healthy and nourishing relationship with food that enhances their overall well-being and quality of life in the years to come.

CHAPTER 2
WHY DIET IS IMPORTANT FOR TRANSPLANT RECOVERY

A kidney, liver, heart, or any other organ transplant is a big step in the lives of people who are having trouble with their organs not working or failing. The success of these surgeries depends on both the medical procedures and the care given afterward, which includes what the patient eats. It's impossible to say enough about how important diet is for transplant recovery because it helps the body heal and boosts immune function.

What You Need to Eat After a Transplant

After transplant surgery, the body goes through a period of intense healing and adjusting. During this crucial phase, the patient's nutritional needs are the most important thing. Making sure the patient gets enough proteins, vitamins, minerals, and antioxidants is important to help tissues heal, keep the immune system working well, and avoid complications. Patients may need to eat more because their bodies are working harder to heal, so they need to eat well.

What Diet Does for Recovery

It's impossible to overstate how important diet is for recovery after a transplant. A well-balanced diet not only speeds up healing, but also lowers the risk of complications like infections, rejection episodes, and metabolic problems. Getting enough protein is especially important because it helps the body heal itself and rebuild tissues. Patients are often told to focus on lean sources of protein like chicken, fish, eggs, legumes, and nuts.

Your body can fight off sickness with the food you eat.

The immune system is very important for transplant surgeries because it protects against infections and rejection of the new organ. Good nutrition is very important for supporting immune function and lowering the risk of complications after transplant.

Nutrients like vitamin C, vitamin E, zinc, selenium, and omega-3 fatty acids have been shown to boost immune response and lower inflammation, which helps the graft ac.

It's impossible to say enough about how important diet is for transplant recovery. By meeting the nutritional needs of patients after surgery, doctors can speed up the healing process, reduce complications, and promote long-term health.

A healthy, well-balanced diet full of essential nutrients is an important part of post-operative care because it helps with tissue repair, immune function, and overall health.

CHAPTER 3

THE BASICS OF A DIET FOR TRANSPLANT SURGERY

Transplant surgery is a big step towards better health and quality of life for patients. Whether it's a heart, kidney, liver, or any other organ transplant, the success of the procedure depends on many things, including nutrition. A transplant surgery diet is very important for speeding up recovery, making sure you heal properly, and lowering your risk of complications. This detailed guide will go over the main points of a transplant surgery diet.

How to Follow a Diet for Transplant Surgery

The goals of a transplant surgery diet are to speed up healing, boost the immune system, and lower the risk of infection and rejection. To start, it's important to focus on nutrient-dense foods that provide the vitamins, minerals, and antioxidants needed for tissue repair and immune system modulation.

The diet should be based on fresh fruits and vegetables, lean proteins, whole grains, and healthy fats.

Also, eating the right amount of carbohydrates, proteins, and fats is important for getting enough energy and keeping cells working properly.

Protein is especially important for muscle maintenance and tissue repair, which is why it's an important part of a transplant surgery diet. However, the source of protein is very important; choosing lean protein sources like chicken, fish, beans, and tofu is best to avoid too much-saturated fat.

Also, staying hydrated is very important for keeping organs working well, improving circulation, and getting rid of toxins from the body.

Being dehydrated can slow down the healing process and make people more likely to get problems like kidney problems and urinary tract infections. Because of this, patients should try to drink enough fluids throughout the day, with water being the best choice. Caffeine and alcohol should be avoided, though.

A transplant surgery diet is based on giving the body healthy, nutrient-dense foods, keeping the macronutrient profile balanced, and making sure the person stays properly hydrated to help the body heal and get the best long-term results.

Advice on Food Safety

Following strict food safety rules is very important after transplant surgery to lower the risk of getting food-borne illnesses and infections, which can be very dangerous for people with weak immune systems. Post-transplant patients are especially likely to get infections because they are often given immunosuppressant drugs to stop organ rejection.

This is why they need to pay close attention to food safety practices to protect their health.

It's important to eat mostly fresh, whole foods and as few processed, possibly contaminated foods as possible. To get rid of any surface contaminants, fresh fruits and vegetables should be washed well and, if possible, peeled. On the other hand, you should stay away from raw sprouts, unpasteurized dairy products, and undercooked meats because they are more likely to be contaminated with bacteria, including pathogens like Salmonella, E.

Cross-contamination and bacterial growth can also be avoided by handling and storing food the right way. For example, utensils, cutting boards, and countertops should be cleaned and sanitized carefully after each use to stop the spread of harmful bacteria to food surfaces. Cooked foods should be put in the fridge right away at or below 40°F (4°C) to stop bacterial growth, and leftovers should be heated up to an internal temperature of

Additionally, careful attention should be paid to the expiration dates of perishable foods, and any items that are past their prime should be thrown away right away to avoid the risk of foodborne illness. It's also best to stay away from unpasteurized juices, soft cheeses, and deli meats unless they have been heated thoroughly to kill any potential pathogens.

By following these food safety rules, people who have had transplant surgery can lower their risk of getting infections or other problems from food. This will help them recover more quickly and stay healthy and vital in the long run.

How to Stay Hydrated

Good hydration is an important part of post-transplant care because it helps organs work properly, gets rid of toxins, and supports overall health. Making sure transplant surgery patients drink enough fluids is especially important because dehydration can make problems like kidney failure, electrolyte imbalances, and urinary tract infections worse.

So, using good hydration strategies is necessary to make sure they recover as quickly as possible.

One of the easiest and most effective ways to stay hydrated is to drink plenty of water throughout the day. Water is needed to keep cells hydrated, keep the body's temperature stable, and help move nutrients and waste around the body.

People who have had transplant surgery should try to drink at least eight to ten glasses of water every day, but this should be adjusted based on their own hydration needs, activity level, and environmental factors.

Besides drinking water, eating foods that are high in water, like watermelon, cucumbers, strawberries, and spinach, can also help you stay hydrated. Soups, broths, and herbal teas are also great ways to stay hydrated, especially for people who have trouble getting all the water they need just from drinking water.

Also, it's important to keep an eye on your urine color and frequency as signs of your hydration level. Pale yellow urine means you're properly hydrated, while dark yellow or amber-colored urine may mean you're dehydrated and need to drink more fluids. Listening to your thirst signals and drinking fluids throughout the day can help you stay hydrated and avoid problems related to dehydration.

But you should be careful when drinking drinks that can make you pee a lot, like caffeinated drinks and alcohol. These drinks can help you drink more water, but drinking too many of them can make you pee a lot, which can make you dehydrated.

So, drinking these drinks in moderation is important, especially for people who have recently had transplant surgery and may be more likely to have fluid imbalances.

By following these daily hydration tips, people who have had transplant surgery can stay properly hydrated, support organ function, help themselves recover quickly, and stay healthy in the long run.

understanding the basic rules of a transplant surgery diet, following strict food safety rules, and using good hydration strategies are all important parts of post-transplant care. By focusing on nutrient-rich foods, following strict food safety rules, and staying properly hydrated, transplant surgery patients can speed up their recovery, lower their risk of complications, and achieve long-term health.

CHAPTER 4

WHAT YOU NEED TO EAT FOR TRANSPLANT RECOVERY

Proper nutrition is very important for the healing process and long-term health after transplant surgery. The best post-surgery diet should focus on providing essential nutrients that help the body heal, boost the immune system, and improve overall health. In this detailed guide, we will talk more about the importance of key nutrients for transplant recovery and give you useful tips, meal plans, and healing recipes to help you on your way.

Important Nutrients for Healing After a Transplant:

1. Foods High in Protein:

Protein is an important part of the post-surgery diet because it helps rebuild muscle mass, keep the immune system healthy, and speed up wound healing.

Lean meats like chicken, turkey, and fish are good sources of protein, as are plant-based foods like tofu, lentils, beans, and nuts. Eating protein-rich foods at every meal and snack can help you meet your daily protein needs and make it easier to lose weight.

2. Where to Get Iron and Vitamin C:

A healthy iron intake is important for healing after surgery because it helps the body use oxygen and energy. Not getting enough iron can lead to anemia, which makes you tired and weak and slows down the healing process. Eating iron-rich foods like lean meats, spinach, lentils, and fortified cereals with vitamin C-rich foods like citrus fruits, strawberries, bell peppers, and broccoli can help your body absorb iron better.

3. Foods that are high in calcium and vitamin D:

Calcium and vitamin D are important for bone health and immune function, which makes them important nutrients for transplant recipients.

Calcium helps bones grow back and muscles contract and vitamin D helps the body absorb calcium and boosts the immune system. Dairy products like milk, yogurt, and cheese, as well as fortified plant-based milks like almond or soy milk, are all great sources of calcium.

4. Omega-3s and healthy fats:

Adding healthy fats to your diet after surgery is important for absorbing nutrients, making hormones, and controlling inflammation.

Omega-3 fatty acids, in particular, can help transplant recipients by lowering the risk of complications and improving heart health. Avocados, olive oil, nuts, seeds, and fatty fish like salmon and mackerel are all good sources of healthy fats.

a healthy, well-balanced diet full of essential nutrients is very important for optimal recovery after a transplant and long-term health.

By including protein-rich foods, iron and vitamin C sources, calcium and vitamin D-rich foods, and healthy fats in their daily meals and snacks, transplant recipients can speed up the healing process, boost their immune systems, and improve their overall health.

CHAPTER 5

MAKING BALANCED MEALS

When it comes to what to eat after transplant surgery, making balanced meals is important for a quick recovery and long-term health. A balanced diet gives you the nutrients you need to heal, boost your immune system, and improve your overall health. This section goes into detail about how to plan meals, how to control your portions, and how to add variety and flavor to your post-surgery meals.

Tips for Planning Meals

Planning meals well is important for transplant surgery patients to get the nutrients they need to heal. One way to do this is to focus on eating a variety of foods from different food groups, such as fruits, vegetables, whole grains, lean proteins, and healthy fats. Each of these food groups provides different nutrients that are needed for healing and staying healthy.

When planning meals, people should also think about any dietary restrictions or suggestions given by medical professionals. For example, people with high blood pressure may need to limit their sodium intake or stay away from certain foods that can interact badly with their medications. Talking to a registered dietitian can help make meal plans that fit each person's needs and preferences.

When to eat meals and snacks is another important part of meal planning. Eating balanced meals at regular times throughout the day can help keep blood sugar levels stable and give you long-lasting energy. If you plan and have healthy snacks on hand, you won't have to make unhealthy food choices when you're hungry.

How to Control Your Portion

Portion control is important for keeping your weight under control and avoiding problems after transplant surgery.

Your appetite and digestion may be affected, so it's important to pay attention to portion sizes.

One way to do this is to use visual cues, like comparing serving sizes to everyday objects like a fist or a deck of cards. Using smaller plates and bowls can also help you control portion sizes and stop overeating.

It's also helpful to use your hunger and fullness signals to figure out how much to eat. Eating slowly and mindfully can help you figure out when you're full, which lowers the risk of overeating.

Avoiding distractions like TV or electronics during meals can encourage mindful eating and help you have a healthier relationship with food.

For transplant surgery patients, it's important to find a balance between eating enough calories to help them heal and not eating too many calories, which can make them gain weight. It's best to work with a healthcare provider or dietitian to figure out the right portion sizes based on your needs and level of activity.

Including Different Tastes and Offerings

It's important to eat a lot of different foods on a post-transplant surgery diet to make sure you get enough nutrients and to keep you from getting bored. Trying new fruits, vegetables, whole grains, and protein sources can make meals more interesting and tastier while still giving you the vitamins, minerals, and antioxidants you need.

Trying new recipes and cooking methods is one way to add variety. Using herbs, spices, and marinades can make food taste better without adding salt or unhealthy fats. Adding a rainbow of colorful fruits and vegetables to meals not only makes them look better but also makes sure they get a lot of different nutrients.

Also, planning meals around national or ethnic cuisines can help you try new flavors and ingredients.

Whether you're making dishes from the Mediterranean, Asia, or Latin America, learning about different cooking styles can help keep meals interesting and fun.

making balanced meals after transplant surgery means planning meals ahead of time, watching how much you eat, and adding variety and flavor to your meals. By following these tips, patients can speed up their recovery, improve their long-term health, and enjoy tasty and healthy meals along the way. Working closely with healthcare professionals, such as dietitians, can help patients figure out their post-surgery dietary needs.

CHAPTER 6
SPECIAL THINGS TO THINK ABOUT FOR TRANSPLANT PATIENTS

Transplant surgery is a big step in people's lives because it can improve their health and quality of life. However, the success of these procedures depends on more than just the surgery itself. It also depends on the care they receive afterward, including what they eat. For transplant recipients, it can be especially hard to keep up with their nutrition while also helping their bodies heal. In this guide, we'll talk about some of the most important things you should do after surgery.

How to Handle Side Effects of Medicine

One of the hardest things for transplant patients is dealing with the side effects of the drugs they have to take to keep their bodies from rejecting the new organ. Immunosuppressants, which are usually given after the transplant, work by lowering the risk of rejection by lowering the body's immune response. These drugs are necessary for the transplant to work, but they can have several side effects that affect their appetite, digestion, and overall health.

Immunosuppressants often cause stomach problems like nausea, vomiting, diarrhea, and abdominal pain. These symptoms can make it hard for patients to stick to a healthy diet and can even cause nutrient deficiencies if not treated properly. Some medications may also raise the risk of metabolic problems like diabetes or hyperlipidaemia, which makes managing a diet even more difficult.

Transplant patients should work closely with their healthcare team, which includes dietitians and pharmacists, to create a personalized nutrition plan. This plan may include changing when medications are taken about meals, choosing foods that are easy on the stomach, and adding supplements to make up for nutrient deficiencies. Patients need to be honest with their healthcare team.

Taking Care of Digestive Problems

Besides the side effects of medications, transplant patients may also have digestive problems because of the surgery or other health problems. Problems with the intestines like gastroparesis, intestinal obstruction, or malabsorption can make it hard for the body to digest and absorb nutrients from food properly, which can lead to nutritional deficiencies and bad outcomes.

For people who are having digestive problems after a transplant, a customized diet is very important. This could mean making changes to the way you eat, like eating smaller meals more often to make digestion easier, staying away from foods that make symptoms worse (like spicy or fatty foods), and adding fiber to your diet to help you stay regular. Working with a dietitian who specializes in transplant nutrition can help you get through these challenges and make sure you get the nutrition you need.

If a person has severe digestive problems that can't be fixed by diet alone, they may need more medical help. This could include medicines to control bowel function, procedures to clear out clogged intestines, or even surgery to fix or bypass damaged digestive organs. The goal of treatment is to improve gastrointestinal health and make sure that patients can handle and benefit from their post-transplant diet.

Dealing with Changes in Taste

When someone has had a transplant, they may experience changes in their taste buds.

These changes can be caused by both the surgery itself and the medicines used to stop rejection. These changes can make it hard for people to keep a healthy diet because they may not like the foods they are used to or find them too bitter or metallic.

To deal with changes in taste, transplant patients may need to try a variety of foods and flavors until they find ones that they enjoy. To do this, they may need to use strong or contrasting flavors or focus on foods with appealing textures and smells. Mindful eating techniques, like savoring each bite and paying attention to signs of hunger and fullness, can also help them reconnect with the pleasures of food.

Changes in taste may go away on their own as the body gets used to the effects of surgery and medications. But if a person's taste problems don't go away, they need to get help from healthcare professionals, like dietitians and nutritionists, who can give them useful tips and resources for managing their food preferences and making sure they get enough nutrition.

for many patients, transplant surgery is a big step towards better health. However, to be successful in the long term, they need to pay close attention to their diet after surgery, especially when dealing with medication side effects, digestive problems, and changes in taste. By working closely with their healthcare providers and taking a personalized approach to nutrition, transplant patients can make the most of their diet to heal, recover, and feel better.

CHAPTER 7

TIPS FOR RESTORING YOUR TRANSPLANTS

Getting transplant surgery is a life-changing procedure that needs careful attention and care both during the surgery and recovery.

A healthy diet is an important part of post-transplant care because it helps the body heal, boosts immunity, and ensures overall health. In this detailed guide, we will go over the most important things transplant recipients should know about their diet, including healing recipes, meal plans, and more.

Breakfast Foods to Get You Going:

As the day begins, a healthy breakfast gives you the energy and nutrients you need to start healing.

For transplant recipients, it's important to eat foods that are easy to digest and full of nutrients.

Whole grains, like oats or quinoa, are high in fiber and protein, which help with digestion and make you feel full. Fresh fruits, like bananas, berries, or citrus fruits, are full of vitamins, minerals, and an

Healthy Soups and Stews:

As transplant recipients recover, soups and stews are both comforting and very healthy.

Choose homemade versions made with vegetables, lean proteins, and whole grains. Using nutrient-rich broth or stock as the base adds flavor and water, while vegetables like celery, carrots, and leafy greens provide important vitamins, minerals, and antioxidants. Lean proteins like chicken, turkey, and tofu are good for you.

Salads That Fill You Up:

Salads are a great way for transplant recipients to get a lot of nutrients in a light meal. To make a salad, start with a base of leafy greens like spinach, kale, or mixed greens. These are high in vitamins, minerals, and fiber, which is good for your digestive system and immune system.

Then, add a variety of colorful vegetables like tomatoes, cucumbers, bell peppers, and carrots. Each of these vegetables has its nutrients and antioxidants that help the body heal.

Main dishes that taste great:

Main dishes are very important for nutrition after a transplant because they give you the energy and nutrients that your body needs to heal. Choose lean proteins like chicken, fish, tofu, or legumes because they are high in amino acids that help repair tissues and keep your immune system working well.

Also, eat whole grains like brown rice, quinoa, or whole wheat pasta because they are high in complex carbohydrates that give you energy and fiber that keeps your digestive system healthy.

Sides and snacks that are good for you:

You can get extra nutrients and satisfy your cravings while also helping your body heal.

Choose nutrient-dense foods like fresh fruits, raw vegetables, whole grain crackers, or nuts and seeds, which are high in fiber, vitamins, and minerals. Hummus, Greek yogurt, or nut butter can be used as tasty, protein-rich dips or spreads for your snacks, which will make them more filling. Stay away from processed and high-sugar snacks.

Drinks that cool you down:

Staying hydrated is very important for transplant recipients because it helps with overall health, digestion, and the detoxification process.

Water should be the main drink that transplant recipients drink throughout the day to stay hydrated.

Herbal teas, infused water, and coconut water can add flavor and variety while providing extra hydration and nutrients.

Freshly squeezed juices can give you a boost of vitamins and antioxidants, but watch out for added sugars and po

Very tasty desserts:

As long as they are made with healthy ingredients and eaten in the right amounts, desserts can still be a part of a well-balanced diet after a transplant. For example, instead of store-bought sweets, choose homemade treats made with honey, maple syrup, or fruit purees, which are naturally sweet and also contain extra nutrients and antioxidants. For added fiber, protein, and healthy fats, add whole grains and nuts to baked goods.

Adopting a well-balanced, nutrient-dense diet is important for a speedy recovery and long-term health after transplant surgery. By including healing recipes, meal plans, and expert advice in your post-transplant diet, you can nourish your body, boost your immunity, and improve your overall health and vitality. Remember to talk to your healthcare team about personalized dietary recommendations based on your needs and medical history.

CHAPTER 8

TIPS AND TRICKS FOR COOKING

Cooking techniques and tips are very important for making a post-surgery diet that helps with healing and overall health. After transplant surgery, people need to be very careful about what they eat to help their recovery and stay healthy. Using healthy cooking methods, adding flavor-boosting ingredients, and making accommodations for certain dietary restrictions are all important parts of a complete post-surgery nutrition plan.

How to Cook in a Healthy Way

Healthy cooking methods are important for keeping foods' nutritional value while reducing the amount of unhealthy fats and calories they contain. Steaming, boiling, and poaching are great ways to cook vegetables, chicken, and fish because they keep the vitamins and minerals in the food without adding oils or fats.

These methods are especially helpful for people recovering from transplant surgery because they make it easy to digest food.

Grilling and roasting are two different ways to cook foods that can add flavor and texture without changing their nutritional value. When grilling meats or vegetables, it's important to use low-fat marinades or sauces instead of high-fat ones. Instead, use citrus-based marinades, herbs, and spices to add flavor without adding extra calories or sodium. Roasting vegetables with a drizzle of olive oil and a sprinkle of herbs can make tasty side dishes.

Sauteing and stir-frying are quick and easy ways to cook a lot of different foods, from vegetables to lean proteins like chicken or tofu. You will need to use oil or cooking spray for these methods, but using healthier fats like olive or avocado oil can help lower the overall calorie and saturated fat content of the meal. Also, make sure there are lots of vegetables and lean proteins in the sautéed or stir-fried food.

Ingredients that add flavor

Improving the taste of meals after surgery is important for making sure that people enjoy them and follow their diet plans. While it's important to avoid using too much salt and sugar, many flavor-boosting ingredients can make foods taste better without changing their nutritional value.

For example, fresh herbs like basil, cilantro, and parsley give soups, salads, and sauces more depth and brightness while also providing antioxidants and other health benefits.

Citrus fruits, like lemon, lime, and orange, are great sources of vitamin C and can give both sweet and savory dishes a refreshing tang. For example, you can improve the taste of grilled fish or roasted vegetables by squeezing some lemon juice over them or adding orange zest.

This is done without adding extra salt or unhealthy sauces. Similarly, aromatic spices like cumin, turmeric, and ginger can make dishes warmer and more complex while also adding a

Healthy fats, like avocados, nuts, and seeds, are also important for improving the taste of food after surgery. Adding sliced avocado to salads or sandwiches gives them a creamy texture and heart-healthy monounsaturated fats.

Toasting nuts or seeds on muesli or yogurt gives it crunch and nutritional value. Using these flavor-boosting foods in your post-surgery meals not only makes them taste better but also makes sure you have a well-balanced

Many people who are recovering from transplant surgery may have specific dietary needs or preferences that need to be taken into account when planning meals. This could be because of food allergies, intolerances, or medical conditions like diabetes or kidney disease.

It's important to make sure that cooking methods and ingredient choices are tailored to each person's needs while still supporting healing and overall health.

People who have food allergies or intolerances need to carefully read labels and stay away from possible allergens like shellfish, dairy, nuts, and gluten. Luckily, many other ingredients and substitutions can work around these restrictions without lowering the nutritional value or flavor.

For example, using gluten-free grains like quinoa or brown rice instead of wheat-based pasta or bread can give you the same texture and taste.

Maintaining healthy blood sugar levels is important for people with diabetes or other metabolic conditions.

Balanced meals should include complex carbohydrates, lean proteins, and healthy fats. Cooking methods like steaming, roasting, and grilling can help lower the glycemic impact of foods, and flavor-boosting ingredients like citrus, herbs, and spices can make meals more interesting without adding too much sugar or salt.

People who have kidney disease may need to follow a renal diet that limits nutrients like potassium, phosphorus, and sodium to keep the kidneys from getting worse.

Boiling and leaching can help lower the potassium and phosphorus content of foods like potatoes and beans, and staying away from processed foods that are high in sodium can help keep blood pressure and fluid balance in check.

Finally, cooking techniques and tips are important for making a post-surgery diet that helps with healing, overall health, and specific dietary needs. By using healthy cooking methods, adding flavor-boosting ingredients, and making meals fit each person's needs, people recovering from transplant surgery can enjoy tasty, healthy foods that will help them stay healthy and active in the long term.

CHAPTER 9
MAKING MEALS AND STORING THEM

Getting meals ready and storing them properly is very important for following a diet plan after transplant surgery. Being well-organized and planning not only makes things easier but also helps people stay healthy and speed up the healing process. In this section, we'll talk about batch cooking for convenience, proper storage techniques, and reheating guidelines to help people follow their post-surgery diet plan.

Batch cooking to save time:

People who are going through transplant surgery can save a lot of time and effort during the recovery period by making multiple servings of meals ahead of time. By dedicating a few hours a week to batch cooking, people can make sure they always have healthy meals on hand, which makes it less tempting to eat unhealthy convenience foods. Batch cooking also lets people make changes based on their dietary needs.

How to Store Things Correctly:

While storing cooked meals, it is important to keep them fresh and at their nutritional best by using airtight containers or resealable bags to keep them from being exposed to air, which can make them go bad and lose their flavor. Labeling containers with the date of preparation also helps keep track of their freshness and makes sure they are eaten on time, especially for meals with a shorter shelf life.

Tips for Reheating:

Keeping the quality and safety of batch-cooked meals up to date is very important for making sure they are tasty and healthy when eaten.

When reheating meals, it's important to use the right techniques to avoid overcooking or uneven heating, which can ruin the texture and flavor.

Microwave ovens are great for quickly reheating single servings, but they may not always provide even heating, so you may need to stir or rotate the food every so often.

Overall, meal planning and storage are important parts of a healthy diet after transplant surgery because they make eating easier, keep food fresh, and make sure it stays healthy. By cooking in bulk, using the right storage methods, and following the rules for reheating, people can make meal planning easier and help their recovery process more effectively. Making these habits a part of daily life also encourages long-term adherence.

CHAPTER 10
LONG-TERM HEALTH TIPS FOR YOUR LIFE

When it comes to transplant surgery, diet is very important for both short-term and long-term success. Patients need to know the right way to eat after surgery and make changes to their lifestyle to help their recovery, heal faster, and stay healthy overall. This guide goes into detail about post-transplant nutrition and gives long-term health tips for living a healthy life, including psychic

Physical activity should be included:

Physical activity plays a pivotal role in the recovery process following transplant surgery. Engaging in appropriate exercise regimes not only promotes physical rehabilitation but also aids in maintaining a healthy weight, improving cardiovascular health, and enhancing overall well-being.

However, it's essential to approach physical activity cautiously, especially in the initial phases of recovery. Patients should consult with their healthcare providers to determine the appropriate level and intensity of exercise suitable for their condition. Low-impact activities such as walking, swimming, or gentle stretching exercises are often recommended initially, gradually progressing as tolerated. Regular physical activity not only strengthens muscles and joints but also boosts immune function, reduces the risk of complications, and enhances mood and mental outlook. Moreover, incorporating enjoyable activities into daily routines can foster a sense of normalcy and improve quality of life post-surgery.

Techniques for Dealing with Stress:

Effective stress management is vital for transplant recipients to navigate the emotional and psychological challenges associated with surgery and recovery. Coping with the stress of illness, surgery, and lifestyle adjustments can significantly impact overall well-being and recovery outcomes. Implementing stress management techniques such as mindfulness meditation, deep breathing exercises, progressive muscle relaxation, and guided imagery can help alleviate anxiety, promote relaxation, and enhance emotional resilience.

Additionally, engaging in activities that bring joy and relaxation, such as hobbies, creative pursuits, or spending time in nature, can provide much-needed emotional support and distraction during challenging times.

Patients need to communicate openly with their healthcare team about their emotional needs and seek support from mental health professionals or support groups if necessary. By proactively managing stress, patients can optimize their recovery experience and cultivate a positive outlook on life post-transplant.

How to Sleep Well for Recovery:

Quality sleep is fundamental for the body's healing and recovery processes, especially following transplant surgery. However, disruptions in sleep patterns are common due to various factors such as pain, discomfort, medications, anxiety, and changes in routine.

Establishing good sleep hygiene practices can help promote restorative sleep and enhance overall recovery outcomes. Patients should aim for a consistent sleep schedule, with designated bedtime and wake-up times, to regulate their body's internal clock and improve sleep quality.

Creating a relaxing bedtime routine, such as taking a warm bath, practicing relaxation techniques, or reading a book, can signal to the body that it's time to wind down and prepare for sleep. Additionally, optimizing the sleep environment by ensuring a comfortable mattress, adequate room temperature, and minimal noise and light can further enhance sleep quality.

Patients need to discuss any sleep disturbances or concerns with their healthcare providers, as they may offer solutions such as adjusting medications or recommending sleep aids if necessary. Prioritizing adequate and restful sleep is essential for supporting the body's recovery process and promoting long-term health and well-being post-transplant.

New transplant patients can speed up their recovery, help their bodies heal, and set themselves up for long-term health by incorporating these lifestyle tips into their routine after surgery.

By focusing on nutrition, exercise, stress management, and good sleep hygiene, patients can take on the challenges of surgery and adopt a healthier lifestyle for years to come, with the help of their healthcare professionals.

CONCLUSION

The way you eat has a big impact on how quickly and well you recover from transplant surgery. This complete guide has shown how important food is for transplant patients' recovery and long-term health.

Understanding the details of transplant surgery, getting ready properly, and accepting post-transplant care are all important first steps. It's also important to know how important diet is for speeding up recovery, supporting the immune system, and improving general health.

The guidelines in this guide make it easy to make a good diet after transplant surgery. They cover everything from making sure you get enough proteins, iron, calcium, and healthy fats to planning your meals, watching your portions, and eating a variety of foods. All of these things help your body heal completely.

.

Practical advice and tips are given on how to deal with issues like medication side effects, digestive problems, and changes in taste. There are also a lot of different recipes designed to help with recovery, as well as cooking techniques and meal prep instructions that are both healthy and fun.

In addition to nutrition, the book covers lifestyle factors that are important for long-term health maintenance. For example, getting regular exercise, learning how to deal with stress, and making sleep a priority are all important ways to build resilience and vitality after surgery.

This book gives people who are going through the complicated process of transplant recovery a way to feel more in control of their lives. By following the tips, recipes, and expert advice on these pages, you can start your journey to better health and wellness, which will help you live a full life after surgery.

SOMMAIRE

Introduction

Dans le vaste univers des cryptomonnaies et de la technologie blockchain, un nom ressort avec une promesse d'innovation et de transformation : Ethereum. Bien plus qu'une simple monnaie numérique, Ethereum représente une plateforme complète offrant un nouvel horizon d'opportunités et de défis, changeant la donne de ce que nous comprenons par monnaies décentralisées.

Depuis les jours sombres des salles obscures de l'Internet où les cryptomonnaies étaient à peine comprises, voire même méprisées, jusqu'à aujourd'hui où elles font la une des journaux économiques, le monde a vu naître et grandir de nombreuses initiatives blockchain. Cependant, Ethereum se distingue par son approche unique, axée non seulement sur une cryptomonnaie, l'Ether, mais aussi sur une plateforme permettant de créer et de gérer des contrats intelligents et des applications décentralisées.

La vision d'Ethereum, portée par son créateur, Vitalik Buterin, était de créer un «ordinateur mondial» décentralisé où les applications pourraient être exécutées sans aucun point central de défaillance, offrant transparence, sécurité et, surtout, une véritable décentralisation. Cette vision, bien que grandiose, a déjà commencé à se concrétiser dans divers domaines, des services financiers à l'art, en passant par les jeux et l'immobilier.

Mais qu'est-ce qui rend Ethereum si spécial ? Est-ce simplement une autre «cryptomonnaie» ou est-ce la prochaine étape logique dans l'évolution de la blockchain ? Dans ce livre, nous plongerons profondément dans l'univers d'Ethereum, en explorant son histoire, sa technologie, ses applications et son potentiel pour remodeler le monde tel que nous le connaissons. Nous examinerons également les défis auxquels Ethereum est confronté et la manière dont il pourrait évoluer à l'avenir.

Que vous soyez un novice curieux du monde des cryptomonnaies, un développeur cherchant à comprendre la puissance des contrats intelligents, ou un investisseur essayant de saisir les nuances de la finance décentralisée, ce livre aspire à vous guider à travers l'épopée fascinante d'Ethereum.

1

Historique d'Ethereum

ORIGINES : QUI EST VITALIK BUTERIN ET QUELLE ÉTAIT SA VISION ?

Vitalik Buterin : Le Prodigieux Visionnaire d'Ethereum

Dans le monde dynamique de la blockchain et des cryptomonnaies, certaines figures ont émergé en tant que leaders, innovateurs et véritables pionniers. Vitalik Buterin est sans doute l'une de ces personnalités, ayant co-fondé Ethereum, la deuxième plus grande cryptomonnaie par capitalisation boursière, après le Bitcoin. Mais qui est vraiment Vitalik et quelle vision l'a poussé à créer Ethereum ?

Un prodige de l'informatique

Né en 1994 à Kolomna, en Russie, Vitalik Buterin a déménagé avec sa famille au Canada alors qu'il était encore très jeune. Dès son enfance, il a démontré une aptitude exceptionnelle pour les mathématiques et la logique. À l'école, il était déjà reconnu pour ses compétences en mathématiques, remportant des médailles dans des compétitions scolaires.
Son amour pour l'informatique et les systèmes décentralisés a commencé lorsqu'il a découvert Bitcoin en 2011. Fasciné par cette nouvelle technologie, il a commencé à écrire des articles sur Bitcoin pour un blog, gagnant ainsi ses premiers Bitcoins.

De simple écrivain à innovateur

Vitalik n'était pas seulement intéressé par le Bitcoin en tant que monnaie. Il était surtout captivé par les possibilités offertes par la technologie blockchain derrière. En 2012, il a co-fondé le magazine «Bitcoin Magazine», où il a écrit de nombreux articles sur divers aspects des cryptomonnaies.

Cependant, en travaillant sur Bitcoin, il a identifié des limites dans sa conception. Bien que le Bitcoin soit une monnaie décentralisée, Vitalik envisageait une plateforme où n'importe qui pourrait créer des applications décentralisées, pas seulement des transactions monétaires. C'est cette vision qui a conduit à la naissance d'Ethereum.

Ethereum : Une vision audacieuse

Vitalik a imaginé une nouvelle blockchain qui irait au-delà de ce que proposait Bitcoin. Plutôt qu'une simple monnaie, il voyait une plateforme. Une plateforme où n'importe qui pourrait écrire des scripts, appelés «smart contracts», qui s'exécuteraient automatiquement sous certaines conditions. Il s'agissait d'une idée révolutionnaire, car elle permettrait de décentraliser n'importe quel service numérique, qu'il s'agisse de systèmes de vote, de propriétés foncières, de services financiers ou d'art.

En 2013, il a publié un livre blanc décrivant cette vision. Au lieu d'étendre la fonctionnalité de Bitcoin, il a proposé de créer une nouvelle blockchain totalement séparée, avec un langage de programmation complet. Cette proposition a été bien accueillie par la communauté, et avec l'aide d'autres co-fondateurs, le projet Ethereum a été lancé.

En Conclusion

L'histoire de Vitalik Buterin est celle d'un jeune prodige qui est devenu l'une des figures les plus influentes du monde de la blockchain. Sa vision pour Ethereum a changé la donne, ouvrant un monde de possibilités pour les applications décentralisées. Aujourd'hui, grâce à sa direction et à sa détermination, Ethereum continue d'être à la pointe de l'innovation, redéfinissant sans cesse les limites de ce qui est possible avec la technologie blockchain.

LA NAISSANCE D'ETHEREUM : L'ICO ET LES PREMIERS JOURS

La Genèse d'Ethereum : L'ICO et les Aurores d'une Ère Nouvelle

La naissance d'Ethereum est un chapitre essentiel de l'histoire des cryptomonnaies. Mais pour comprendre pleinement cette naissance, il faut se plonger dans les mécanismes complexes et innovants par lesquels elle s'est manifestée, notamment l'ICO - Initial Coin Offering.

Alors, comment Ethereum est-il passé de l'idée d'un jeune visionnaire à une réalité tangible, et quel rôle l'ICO a-t-il joué dans tout cela ? Suivez-moi dans cette aventure historique.

Une idée à la recherche de financement

Après avoir dévoilé au monde sa vision d'Ethereum à travers un livre blanc en 2013, Vitalik Buterin et son équipe de co-fondateurs étaient face à un défi majeur : comment financer un projet aussi ambitieux ? À cette époque, le monde des cryptomonnaies était encore en grande partie un territoire inexploré, et la plupart des gens étaient sceptiques quant à la faisabilité et la viabilité des idées novatrices comme Ethereum.

C'est là que l'idée d'une ICO, ou Initial Coin Offering, est entrée en jeu. Inspirée des Initial Public Offerings (IPO) du monde des actions, l'ICO est une manière pour les startups de lever des fonds en pré-vendant des jetons (tokens) qui auront une utilité dans leur projet futur. Ces jetons sont souvent comparés à des actions, bien qu'ils ne donnent généralement pas de droits de propriété ou de vote.

L'ICO d'Ethereum : Une levée de fonds record

En 2014, Ethereum a lancé son ICO, proposant aux investisseurs d'acheter des «Ethers» (ETH), le carburant qui alimenterait sa plateforme. Pour donner une perspective, le prix d'un Ether lors de cette ICO était d'environ 0,30$. Le monde a répondu avec un enthousiasme retentissant.

En l'espace de 42 jours, Ethereum avait levé plus de 18 millions de dollars, ce qui en faisait, à l'époque, la plus grande levée de fonds en cryptomonnaie jamais réalisée.

Cette ICO a non seulement fourni les fonds nécessaires pour développer la plateforme, mais elle a également servi de validation du concept d'Ethereum. Des milliers d'investisseurs à travers le monde croyaient en la vision de Vitalik et de son équipe.

Les premiers jours post-ICO

Après une ICO réussie, la pression était énorme pour l'équipe d'Ethereum. Ils devaient transformer leur vision en une réalité fonctionnelle. Pendant près d'un an, l'équipe a travaillé sans relâche pour développer, tester et peaufiner la plateforme. En juillet 2015, la première version d'Ethereum, appelée «Frontier», a été lancée.

C'était un moment charnière. Les développeurs du monde entier ont commencé à créer des applications sur Ethereum, expérimentant avec des contrats intelligents et explorant les possibilités illimitées offertes par la plateforme. Bien sûr, il y avait des défis et des problèmes à résoudre, mais la communauté grandissante d'Ethereum s'est ralliée pour les surmonter ensemble.

Conclusion

La naissance d'Ethereum est une histoire d'innovation, de persévérance et de communauté. L'ICO a non seulement permis de financer la réalisation de la vision, mais elle a également posé les bases d'un écosystème vibrant qui soutiendrait et développerait la plateforme dans les années à venir. En regardant en arrière, ces premiers jours ont été déterminants, posant la première pierre d'un monument technologique qui allait transformer notre manière de voir et d'utiliser la blockchain.

LE DAO ET LE FORK :
ETHEREUM ET ETHEREUM CLASSIC

Le DAO, le Fork, et la Dualité Ethereum : De l'Unification à la Scission

Le monde des cryptomonnaies regorge d'histoires fascinantes, et l'épisode du DAO (Decentralized Autonomous Organization) dans l'histoire d'Ethereum est sans doute l'une des plus intrigantes. Cette affaire a non seulement mis en évidence les risques et les défis associés aux contrats intelligents et à la décentralisation, mais elle a également conduit à une fracture dans la communauté Ethereum, donnant naissance à deux chaînes distinctes : Ethereum (ETH) et Ethereum Classic (ETC). Plongeons ensemble dans cet épisode tumultueux.

Le DAO : L'Utopie décentralisée

Le DAO était un fonds d'investissement décentralisé construit sur la plateforme Ethereum. Son objectif était simple : permettre à quiconque de soumettre des projets et de recevoir un financement, sans intermédiaires, purement basé sur les votes des détenteurs de tokens du DAO. En théorie, cela semblait être l'incarnation parfaite de la décentralisation : une organisation autonome, dirigée par une communauté, sans structure centralisée. En 2016, le DAO a réalisé une levée de fonds impressionnante, accumulant l'équivalent de 150 millions de dollars en Ether. Mais l'euphorie a été de courte durée.

La Faille et l'Attaque

Peu de temps après sa création, des chercheurs et des développeurs ont commencé à signaler des vulnérabilités potentielles dans le code du DAO. Malheureusement, avant que des mesures correctives puissent être mises en place, un individu ou un groupe (qui reste inconnu) a exploité une de ces failles. L'attaquant a siphonné un tiers des fonds du DAO, soit environ 50 millions de dollars à l'époque. L'attaque a déclenché une onde de choc à travers la communauté. Non seulement de grandes sommes d'argent étaient en jeu, mais l'intégrité même d'Ethereum était mise en question. La plateforme censée révolutionner les contrats et les organisations décentralisés avait été compromise.

La Décision du Fork : Une communauté divisée

Face à cette crise, la communauté Ethereum s'est retrouvée devant un dilemme moral et technique. Devaient-ils intervenir et «annuler» la transaction pour récupérer les fonds, au risque de compromettre l'idéologie de l'immuabilité et de la décentralisation ? Ou devaient-ils accepter la perte et continuer, en préservant l'intégrité de la chaîne ?

Après de nombreux débats, une décision a été prise : un «hard fork» serait réalisé. Cette intervention technique permettrait de créer une nouvelle chaîne où les fonds du DAO seraient restitués à leurs propriétaires initiaux. Cependant, tout le monde n'était pas d'accord avec cette décision. Une partie de la communauté a estimé que l'immuabilité de la blockchain ne devait pas être compromise, quelles que soient les circonstances.

C'est ainsi qu'est né Ethereum Classic (ETC). Ceux qui n'ont pas accepté le hard fork et ont souhaité conserver la chaîne d'origine ont continué sur cette nouvelle chaîne, défendant l'idée que «code is law», c'est-à-dire que le code, une fois déployé, doit rester immuable.

En Conclusion

L'affaire du DAO et la scission qui a suivi sont des moments clés dans l'histoire d'Ethereum. Ils rappellent les défis, tant techniques qu'éthiques, associés à la décentralisation et à la gouvernance. Aujourd'hui, Ethereum et Ethereum Classic coexistent, chacun avec sa propre vision et sa propre communauté. Cette histoire est un témoignage de la complexité, de la passion et de l'innovation qui animent le monde des cryptomonnaies

2

Comprendre les Bases

QU'EST-CE QUE LA BLOCKCHAIN D'ETHEREUM ?

La Blockchain d'Ethereum : La Toile des Possibilités Infinies

Lorsque l'on parle de blockchain, beaucoup pensent immédiatement au Bitcoin, cette cryptomonnaie révolutionnaire qui a déclenché une véritable tempête dans le monde de la finance. Cependant, si Bitcoin est l'ancêtre vénéré des cryptomonnaies, Ethereum en est le prodige polymathe, apportant une dimension complètement nouvelle à l'univers de la blockchain. Alors, qu'est-ce qui rend la blockchain d'Ethereum si spéciale ? Accrochez-vous, nous sommes sur le point de plonger au cœur de cette toile numérique.

1. Qu'est-ce qu'une blockchain ?

Pour comprendre la spécificité de la blockchain d'Ethereum, il est essentiel de comprendre d'abord ce qu'est une blockchain de base. Imaginez un livre de comptes, accessible à tout le monde, et que chaque transaction y soit enregistrée de manière séquentielle. Chaque page de ce livre est un «bloc», et chaque bloc est relié au précédent par un mécanisme de cryptographie, formant ainsi une «chaîne». Ce livre est copié des milliers de fois à travers le monde, assurant sa sécurité et sa transparence.

2. Ethereum : Au-delà de la simple monnaie

Si Bitcoin a introduit le concept de blockchain comme un registre de transactions monétaires, Ethereum a élargi cette vision pour y inclure n'importe quelle forme d'information ou d'opération programmable. L'idée derrière Ethereum était de créer une plateforme universelle et décentralisée sur laquelle n'importe quelle application pourrait être construite. Plutôt que d'être simplement un «livre de comptes» pour les transactions, la blockchain d'Ethereum est davantage un «ordinateur mondial».

3. Les Contrats Intelligents : Le Cerveau d'Ethereum

Au cœur de la proposition de valeur d'Ethereum se trouvent les «contrats intelligents». Ces morceaux de code auto-exécutables sont déployés sur la blockchain et s'exécutent automatiquement lorsque certaines conditions sont remplies. Par exemple, un contrat intelligent peut être programmé pour libérer des fonds lorsque deux parties ont rempli leurs obligations respectives. C'est comme un automate, sauf qu'il est inarrêtable, transparent et exempt de toute interférence extérieure.

4. Ether : Le Carburant d'Ethereum

Tandis que Bitcoin a le «bitcoin» comme monnaie, Ethereum a l'»Ether» (ETH). Cependant, l'Ether n'est pas seulement une monnaie. Il sert de «carburant» pour exécuter des opérations sur la blockchain d'Ethereum. Chaque action, qu'il s'agisse d'envoyer des tokens, d'exécuter un contrat intelligent ou de lancer une application, nécessite une certaine quantité d'Ether comme frais de «gaz». Cela garantit que le réseau reste efficace, car les utilisateurs doivent évaluer la nécessité de leurs actions par rapport à leur coût.

5. La Décentralisation et l'Innovation

L'un des avantages clés d'Ethereum est sa nature décentralisée. Plutôt que d'être stockées sur un serveur centralisé, les informations sur Ethereum sont réparties sur des milliers de nœuds à travers le monde. Cela le rend résistant à la censure, à la fraude et aux points de défaillance uniques. De plus, cette décentralisation a donné naissance à un écosystème d'innovateurs, de développeurs et d'entrepreneurs, travaillant ensemble pour créer des applications décentralisées (dApps) qui vont des marchés financiers aux jeux et au-delà.

En Conclusion

La blockchain d'Ethereum, avec sa flexibilité, sa résilience et son écosystème florissant, est plus qu'une simple technologie. C'est une vision d'un Internet décentralisé, où les individus reprennent le contrôle de leurs données et interagissent directement les uns avec les autres sans intermédiaires. Alors que l'avenir reste incertain, une chose est claire : Ethereum a déjà redéfini ce que nous pensons possible dans le monde numérique.

ETHER VS ETHEREUM : DISTINCTION ENTRE LA PLATEFORME ET SA MONNAIE NATIVE

Ether vs Ethereum : Une Danse Subtile entre une Machine Mondiale et son Carburant

Lorsque l'on plonge dans le monde fascinant des cryptomonnaies, il est facile de se retrouver noyé dans un océan de termes techniques et de concepts novateurs. Parmi ces termes, deux mots, souvent utilisés de manière interchangeable mais profondément distincts, ressortent : Ethereum et Ether. Pour comprendre le paysage d'Ethereum dans son ensemble, il est essentiel de distinguer ces deux éléments et de reconnaître leurs rôles respectifs. Alors, qu'est-ce qui différencie Ethereum de l'Ether ? Et pourquoi cette distinction est-elle si cruciale ?

Ethereum : L'Ordinateur Mondial

1. UNE VISION AUDACIEUSE : Au cœur du projet Ethereum se trouve une ambition révolutionnaire : créer un ordinateur mondial décentralisé. Ce n'est pas un ordinateur au sens traditionnel, avec un écran, un clavier et une souris. Non, il s'agit d'une plateforme, d'une infrastructure qui s'étend à travers le monde sur des milliers de machines, fonctionnant ensemble pour exécuter des codes et des applications.

2. L'INFRASTRUCTURE : Ethereum est donc cette infrastructure, cette base sur laquelle diverses applications sont construites. Tout comme Internet sert de base à des sites web comme Google ou Facebook, Ethereum sert de base à une multitude d'applications décentralisées (dApps).

3. CONTRATS INTELLIGENTS : La magie d'Ethereum réside dans sa capacité à exécuter des «contrats intelligents». Imaginez des contrats qui s'exécutent automatiquement, sans intermédiaires, dès que leurs conditions prédéfinies sont remplies. C'est comme si vous aviez un notaire, un banquier et un avocat en une seule entité, travaillant 24/7 sans jamais se tromper.

Ether : Le Carburant d'Ethereum

1. PLUS QU'UNE SIMPLE MONNAIE : Lorsque la plupart des gens entendent parler de cryptomonnaie, ils pensent à une monnaie numérique utilisée pour acheter des biens et des services. C'est là que l'Ether entre en jeu. Mais l'Ether est bien plus qu'une simple monnaie. C'est le carburant qui alimente le réseau Ethereum.

2. LES FRAIS DE GAZ : Chaque action sur Ethereum, qu'il s'agisse d'envoyer de l'Ether à un ami, de lancer une application ou d'exécuter un contrat intelligent, a un coût. Ce coût, mesuré en «gaz», est payé en Ether. Cela garantit que les utilisateurs sont judicieux dans leurs actions, évitant ainsi de surcharger le réseau.

3. UN MOYEN ET UNE RÉCOMPENSE : L'Ether sert également de récompense pour les «mineurs», ces individus qui prêtent la puissance de calcul de leur ordinateur pour vérifier et valider les transactions sur Ethereum. En récompensant les mineurs avec de l'Ether, la plateforme les incite à continuer leur travail, garantissant ainsi la sécurité et l'efficacité du réseau.

Pourquoi cette Distinction est Cruciale ?

Comprendre la différence entre Ethereum et l'Ether est essentiel pour plusieurs raisons. Tout d'abord, cela permet d'avoir une vision claire de la manière dont fonctionne l'écosystème : Ethereum comme la scène, et l'Ether comme les projecteurs qui l'éclairent. Deuxièmement, cela aide les investisseurs et les utilisateurs à prendre des décisions éclairées, qu'il s'agisse d'investir dans l'Ether comme actif ou d'utiliser Ethereum comme plateforme de développement.

En Conclusion

Ethereum et l'Ether sont les deux faces d'une même pièce, chacune jouant un rôle unique dans le ballet de la décentralisation. En distinguant clairement la plateforme de sa monnaie native, on peut mieux apprécier la beauté et la complexité de ce monde en pleine évolution.

SMART CONTRACTS :
LE CŒUR D'ETHEREUM

Smart Contracts : Le Pouls de la Révolution Ethereum

L'univers des cryptomonnaies est vaste, dense et souvent nébuleux. Mais si une étoile brille particulièrement fort dans cet espace, c'est bien le concept de «Smart Contracts» ou «Contrats Intelligents». Introduits et popularisés par Ethereum, ces contrats intelligents transforment notre compréhension de ce que peuvent être les transactions, les accords et les interactions automatisées.

Qu'est-ce qu'un Smart Contract ?

Imaginez un distributeur automatique : vous insérez une pièce, choisissez un produit, et le distributeur vous le délivre. Il n'y a pas d'humain derrière cette machine, tout est automatisé, basé sur les règles prédéfinies de la machine. Les contrats intelligents fonctionnent sur un principe similaire, mais dans le monde numérique d'Ethereum.

Un contrat intelligent est un programme auto-exécutable avec des instructions directes écrites dans son code. Il est déployé sur la blockchain d'Ethereum, et une fois que certaines conditions préétablies sont remplies, le contrat est exécuté de lui-même, sans intermédiaire, de manière transparente et immuable.

Pourquoi sont-ils «Intelligents» ?

Le terme «intelligent» ne signifie pas que ces contrats ont une conscience ou une capacité de réflexion. Au lieu de cela, leur «intelligence» réside dans leur capacité à s'exécuter automatiquement, sans nécessiter d'intervention humaine, une fois que leurs conditions préalables sont satisfaites. Ils éliminent le besoin d'intermédiaires, réduisant les coûts, les erreurs et les risques de manipulation.

Les Avantages des Smart Contracts

1. TRANSPARENCE: Les termes du contrat sont visibles et accessibles à toutes les parties concernées.

2. SÉCURITÉ: Une fois le contrat déployé sur la blockchain, il est crypté et devient immuable. Il est pratiquement impossible de le pirater.

3. EFFICACITÉ: Les transactions et accords automatisés économisent du temps et éliminent les délais habituels liés aux processus traditionnels.

4. ÉCONOMIE: En supprimant les intermédiaires, comme les avocats ou les notaires, les coûts associés aux transactions sont grandement réduits.

5. FIABILITÉ: Grâce à l'automatisation, le risque d'erreurs humaines est considérablement diminué.

Applications du Monde Réel

Les contrats intelligents ont un éventail d'applications presque infini:
Immobilier: Imaginez acheter une maison sans avoir besoin d'un notaire. Le contrat intelligent peut être programmé pour transférer la propriété dès que le paiement est effectué.
Systèmes de vote: Des élections transparentes et résistantes à la fraude grâce à des contrats qui enregistrent automatiquement et de manière sécurisée chaque vote.
Supply Chain: Chaque étape de la chaîne d'approvisionnement, de la fabrication à la livraison, peut être tracée, vérifiée et automatisée grâce à des contrats intelligents.

Quelques Limitations

Cependant, les contrats intelligents ne sont pas parfaits. Étant donné qu'ils sont basés sur le code, ils sont aussi bons (ou mauvais) que les développeurs qui les écrivent. Une erreur dans le code pourrait avoir des conséquences fâcheuses, comme cela a été observé avec l'incident du DAO en 2016. De plus, leur nature immuable signifie que, une fois déployés, ils sont difficiles à modifier.

En Conclusion

Les contrats intelligents sont le cœur battant d'Ethereum, redéfinissant le concept de transaction et d'interaction dans un monde numérique. Ils incarnent la promesse d'un monde plus transparent, plus efficace et plus équitable. Tout en ayant leur part de défis, leur potentiel est indéniable et leur impact sur la société pourrait être aussi significatif que l'avènement de l'Internet lui-même.

3

Comprendre les Bases

LE FONCTIONNEMENT
DU CONSENSUS PROOF-OF-WORK

Proof-of-Work (PoW) : Le Gardien du Temple de la Blockchain

Dans le vaste écosystème des cryptomonnaies, plusieurs concepts semblent hermétiques à première vue. L'un d'eux, essentiel à la sécurité et à la fiabilité des transactions, est le mécanisme de consensus appelé «Proof-of-Work» (Preuve de Travail). Si ce terme peut paraître obscur, il est en réalité au cœur de nombreuses cryptomonnaies, dont le célèbre Bitcoin. Plongeons ensemble dans les arcanes de ce système ingénieux.

Qu'est-ce que le Proof-of-Work (PoW) ?

Imaginons un gigantesque puzzle, complexe et demandant beaucoup d'efforts pour être résolu. Une fois ce puzzle complété, il est facile pour quiconque de vérifier que les pièces s'emboîtent correctement. Voilà une analogie simplifiée du PoW.
Le PoW est un mécanisme qui rend la réalisation de certaines tâches difficile et coûteuse en termes de temps et de ressources, mais rend la vérification de ces tâches aisée pour les autres. Dans le contexte des cryptomonnaies, ce «puzzle» est un problème mathématique complexe que les mineurs doivent résoudre.

Pourquoi avoir recours à un tel système ?

Le PoW sert plusieurs objectifs:
1. SÉCURITÉ: En demandant une quantité substantielle de ressources et d'énergie pour résoudre les puzzles, le PoW décourage les attaques malveillantes. Un pirate informatique devrait déployer une puissance de calcul colossale pour prendre le contrôle du réseau, ce qui le rendrait non rentable.
2. ÉQUITÉ: Le PoW assure que ceux qui contribuent au réseau (les mineurs) sont récompensés pour leur travail. Plus un mineur investit d'efforts, plus il a de chances de résoudre le puzzle et de recevoir une récompense.
3. INTÉGRITÉ: Grâce au PoW, chaque bloc ajouté à la blockchain porte la preuve de son authenticité. Il est pratiquement impossible d'altérer un bloc une fois ajouté, garantissant ainsi la fiabilité des transactions.

Le Processus de Minage via PoW

1. RÉSOLUTION DU PUZZLE: Les mineurs reçoivent une liste de transactions en attente. Ils doivent alors résoudre un problème mathématique complexe qui nécessite une immense puissance de calcul. Ce problème est basé sur le contenu du bloc précédent, garantissant la continuité et la sécurité de la chaîne.

2. RÉCOMPENSE: Le premier mineur qui résout le puzzle annonce sa solution au réseau. Les autres mineurs vérifient cette solution (ce qui est facile et rapide). Si elle est correcte, le bloc est ajouté à la blockchain et le mineur est récompensé en cryptomonnaie.

3. AJOUT À LA BLOCKCHAIN: Une fois le consensus atteint, le nouveau bloc est ajouté à la chaîne de manière irréversible.

Critiques et Limitations

Bien que le PoW soit une invention révolutionnaire, il présente des inconvénients:
• Consommation Énergétique: Le PoW nécessite d'énormes quantités d'énergie. Des fermes de minage gigantesques, souvent alimentées par des énergies fossiles, ont un impact environnemental préoccupant.
• Centralisation du Minage: Au fil du temps, le minage est devenu si compétitif que seules les grandes entreprises peuvent se permettre l'infrastructure nécessaire, entraînant une centralisation involontaire.

En Conclusion

Le Proof-of-Work est un pilier essentiel du monde des cryptomonnaies, garantissant sécurité, équité et intégrité à des systèmes autrement décentralisés. Bien que critiqué pour ses inconvénients, il reste, du moins pour l'instant, la fondation sur laquelle repose le fonctionnement de nombreuses monnaies numériques.

LA TRANSITION VERS LE PROOF-OF-STAKE : ETHEREUM 2.0

La Transition d'Ethereum vers le Proof-of-Stake : Ethereum 2.0 Décrypté

L'univers de la blockchain est en constante évolution, et Ethereum est à la pointe de cette révolution technologique. Alors que la première itération d'Ethereum reposait sur le mécanisme de consensus Proof-of-Work (PoW) - tout comme Bitcoin - une transition majeure se profile à l'horizon : Ethereum 2.0 et son passage au Proof-of-Stake (PoS). Pour comprendre cette transition, prenons le temps de plonger dans le monde d'Ethereum 2.0.

1. Ethereum : Un Rapide Rétrospectif

Depuis sa création en 2015, Ethereum a gagné en popularité grâce à sa capacité à exécuter des «smart contracts», ou contrats intelligents, sur sa plateforme. Mais comme toute technologie, elle est confrontée à des défis, en particulier en ce qui concerne la scalabilité, la sécurité et la consommation énergétique.

2. Qu'est-ce qu'Ethereum 2.0 ?

Ethereum 2.0, souvent appelé Eth2 ou Serenity, est une mise à niveau majeure de la plateforme Ethereum visant à améliorer la vitesse, l'efficacité et la durabilité du réseau. Il s'agit d'une série de mises à jour interconnectées qui transformeront radicalement le fonctionnement du réseau.

3. Pourquoi la Transition vers le Proof-of-Stake ?

Le PoW, bien qu'efficace dans sa mission de sécurisation des blockchains, est très gourmand en énergie. Les mineurs, pour valider les transactions et créer de nouveaux blocs, utilisent une puissance de calcul considérable. Le PoS propose une alternative moins énergivore, où les validateurs remplacent les mineurs en «gelant» un certain nombre de leurs jetons comme garantie.

4. Les Phases d'Ethereum 2.0

PHASE 0 : Cette phase a vu l'introduction de la Beacon Chain en décembre 2020, une blockchain PoS fonctionnant en parallèle à la chaîne principale Ethereum. Elle pose les bases pour les mises à jour futures.

PHASE 1 : Prévue pour 2021, cette phase introduira les shard chains, qui sont essentiellement de petites blockchains parallèles. Ces shard chains augmenteront la capacité de traitement d'Ethereum, permettant au réseau de traiter davantage de transactions simultanément.

PHASE 1.5 : À ce stade, la blockchain Ethereum originale (PoW) sera fusionnée avec la Beacon Chain (PoS), marquant la transition complète d'Ethereum vers le PoS.

PHASE 2 : Cette phase, encore en discussion, pourrait voir des améliorations supplémentaires, notamment en ce qui concerne les smart contracts.

5. Avantages et Implications d'Ethereum 2.0

• Efficacité Énergétique : Moins de consommation énergétique, donc un réseau plus écologique.

• Sécurité Accrue : Avec davantage de personnes ayant la possibilité de devenir validateurs grâce au PoS, le réseau devient plus décentralisé et donc potentiellement plus sécurisé.

• Augmentation de la Capacité : Avec l'introduction des shard chains, Ethereum peut traiter bien plus de transactions, ce qui résout des problèmes de congestion rencontrés dans le passé.

6. Les Enjeux de la Transition

Malgré l'enthousiasme, le passage à Ethereum 2.0 n'est pas sans risques. Les migrations technologiques massives peuvent rencontrer des bugs ou des vulnérabilités imprévus. De plus, convaincre l'ensemble de la communauté de soutenir et d'adopter ces changements est également un défi.

En Conclusion

Ethereum 2.0 représente l'avenir prometteur de la blockchain Ethereum. Cette transition vers le PoS est une réponse audacieuse aux défis de durabilité et de scalabilité auxquels sont confrontées de nombreuses blockchains. Alors que cette mise à niveau continue de se dérouler, l'industrie de la cryptomonnaie suivra de près, car les implications pour l'avenir de la finance décentralisée sont immenses.

LES DÉFIS TECHNIQUES : SCALABILITÉ, SÉCURITÉ ET UPGRADES

Les défis techniques d'Ethereum : Scalabilité, Sécurité et Upgrades

L'univers des cryptomonnaies et des blockchains est fascinant, mais il est également truffé de défis techniques complexes. Ethereum, en tant que l'une des principales plateformes de blockchain, n'est pas à l'abri de ces défis. Trois des principaux problèmes auxquels Ethereum a été et continue d'être confronté sont la scalabilité, la sécurité et la capacité à effectuer des upgrades ou mises à jour. Plongeons dans chacun de ces aspects pour une compréhension claire et détaillée.

1. La Scalabilité : Un Goulet d'Étranglement du Réseau

QU'EST-CE QUE LA SCALABILITÉ ?
La scalabilité fait référence à la capacité d'un système à gérer une augmentation de la charge de travail. Pour Ethereum, cela signifie traiter un plus grand nombre de transactions à mesure que davantage d'utilisateurs rejoignent le réseau.

POURQUOI EST-CE UN PROBLÈME ?
Au début, Ethereum pouvait traiter une trentaine de transactions par seconde. Cela peut sembler beaucoup, mais comparé aux milliers de transactions que des systèmes comme Visa peuvent traiter en une seconde, c'est minime. Avec la popularité croissante des dApps (applications décentralisées) et des tokens ERC-20, le réseau est devenu congestionné, entraînant des retards et des frais de transaction élevés.

DES SOLUTIONS À L'HORIZON :
Ethereum envisage plusieurs solutions pour résoudre ce problème. L'introduction d'Ethereum 2.0, avec son passage au Proof-of-Stake (PoS) et l'implémentation des shard chains, vise à augmenter le nombre de transactions que le réseau peut traiter simultanément.

2. La Sécurité : Garantir la Confiance dans un Monde Décentralisé

L'IMPORTANCE DE LA SÉCURITÉ :
Un réseau décentralisé comme Ethereum doit être sûr pour inspirer confiance. Les hackers cherchent constamment des vulnérabilités, et une faille de sécurité pourrait entraîner la perte de milliards de dollars.

LES DÉFIS RENCONTRÉS :

Des événements tels que l'incident du DAO, où une vulnérabilité dans un contrat intelligent a conduit à la perte de millions de dollars, ont mis en évidence l'importance de la sécurité sur Ethereum. La complexité des contrats intelligents signifie qu'une seule erreur peut avoir des conséquences catastrophiques.

RENFORCER LA FORTERESSE :

Ethereum travaille constamment à l'amélioration de sa sécurité. Les audits de contrats intelligents, les bounties pour la découverte de bugs et les recherches continuelles sur la sécurité du réseau sont quelques-unes des mesures adoptées.

3. Les Upgrades : Évoluer tout en Maintenant la Cohérence du Réseau

POURQUOI LES UPGRADES SONT ESSENTIELS :

Comme toute technologie, Ethereum doit évoluer pour répondre aux besoins changeants de sa communauté et pour intégrer de nouvelles avancées technologiques.

LES DÉFIS DES MISES À JOUR :

Réaliser une mise à jour sur une blockchain décentralisée n'est pas aussi simple que de mettre à jour un logiciel classique. Chaque mise à jour nécessite un consensus au sein de la communauté. Si un consensus n'est pas atteint, cela peut conduire à un «fork», créant deux chaînes distinctes, comme cela a été le cas avec Ethereum et Ethereum Classic.

VERS UN FUTUR PLUS FLEXIBLE :

Ethereum cherche à mettre en œuvre des upgrades sans heurts. Ethereum 2.0 en est un exemple majeur, bien que sa mise en œuvre soit échelonnée sur plusieurs phases pour assurer une transition en douceur.

Conclusion :

Ethereum est à l'avant-garde de la technologie de la blockchain, mais ce leadership vient avec son lot de défis. En comprenant ces défis et en travaillant constamment à les surmonter, Ethereum aspire non seulement à rester pertinent, mais aussi à façonner l'avenir de la finance décentralisée et de l'internet décentralisé.

4

Smart Contracts et DApps

QU'EST-CE QU'UN SMART CONTRACT ?

Introduction :

Dans le monde complexe de la blockchain, les termes techniques peuvent souvent sembler énigmatiques. L'un de ces termes, qui revient constamment, est le «Smart Contract». Mais qu'est-ce qu'un Smart Contract, exactement? Plongeons dans ce concept, de son idée fondamentale à ses applications concrètes.

La Métaphore du Distributeur Automatique :

Imaginons un distributeur automatique de boissons. Vous insérez une pièce, choisissez votre boisson, et la machine vous la donne. Ici, il y a une règle simple : si vous payez le bon montant et choisissez une boisson disponible, la machine exécute l'action souhaitée. Personne n'a besoin de vérifier manuellement votre pièce ni de vous donner votre boisson. C'est automatique, c'est déclenché par votre action. Un Smart Contract fonctionne sur le même principe, mais dans le monde numérique de la blockchain.

Définition Simplifiée :

Un Smart Contract est un programme auto-exécutable dont les instructions sont inscrites, vérifiées et exécutées sur la blockchain. Tout comme le distributeur qui «sait» quel produit distribuer en fonction de l'argent inséré et du bouton pressé, le Smart Contract «sait» comment agir en fonction des informations qu'il reçoit.

Origines du Concept :

Bien avant la création d'Ethereum, l'idée des Smart Contracts avait été conceptualisée par Nick Szabo en 1994. Cependant, c'est avec l'avènement d'Ethereum, créé par Vitalik Buterin, que le potentiel réel des Smart Contracts a pu être pleinement exploré.

Comment Ça Marche ?

1. CODAGE ET DÉPLOIEMENT : Tout commence par la création du Smart Contract. Les développeurs le codent pour qu'il exécute certaines actions lorsque des conditions spécifiques sont remplies.

2. VÉRIFICATION : Une fois déployé sur la blockchain, le Smart Contract est vérifié par les nœuds du réseau. Cela garantit qu'il est sûr et qu'il fait ce qu'il est censé faire.

3. EXÉCUTION : Dès que les conditions définies dans le contrat sont remplies, il s'exécute de lui-même, sans intervention extérieure.

Exemple Concret :

Prenons l'exemple d'une location d'appartement. Au lieu de passer par une agence, le propriétaire et le locataire peuvent mettre en place un Smart Contract. Si le locataire envoie la somme convenue, le Smart Contract pourrait automatiquement lui donner accès à un code numérique pour entrer dans l'appartement. À la fin du contrat de location, l'accès serait automatiquement révoqué. Tout cela se passe sans intermédiaire, de manière transparente et sécurisée.

Avantages des Smart Contracts :

1. SÉCURITÉ : Les Smart Contracts sont cryptographiquement sécurisés et immuables. Une fois déployés, ils ne peuvent être modifiés.

2. TRANSPARENCE : Les conditions du Smart Contract sont visibles par toutes les parties concernées.

3. AUTOMATISATION : Ils éliminent la nécessité d'intermédiaires, réduisant ainsi les coûts et les délais.

4. FIABILITÉ : Une fois les conditions remplies, le Smart Contract s'exécutera toujours comme prévu.

Défis et Préoccupations :

Cependant, il est à noter que, bien qu'ils soient puissants, les Smart Contracts ne sont pas sans défis. Leur immuabilité signifie qu'une fois qu'une erreur est inscrite, elle ne peut être corrigée. De plus, ils nécessitent un haut niveau de compétence en codage pour éviter des vulnérabilités potentielles.

Conclusion :

Les Smart Contracts sont l'une des innovations les plus révolutionnaires apportées par la technologie blockchain. Ils ont le potentiel de changer radicalement la manière dont nous passons des accords, conduisons des affaires et interagissons les uns avec les autres dans un espace numérique. Cependant, comme toute technologie, ils doivent être abordés avec une compréhension claire de leurs avantages et de leurs limites.

DÉVELOPPER SUR ETHEREUM :
SOLIDITY ET OUTILS ASSOCIÉS

Introduction :

Dans l'univers foisonnant de la blockchain, Ethereum se démarque comme la plateforme par excellence pour le développement d'applications décentralisées. Au cœur de ce succès, on trouve le langage de programmation Solidity et une suite d'outils qui facilitent la conception, le déploiement et la gestion de Smart Contracts. Mais qu'est-ce que Solidity et quels sont ces outils essentiels ? Embarquons dans un voyage pour découvrir l'envers du décor d'Ethereum.

1. Solidity : Le Langage de la Blockchain Ethereum

DÉFINITION : Solidity est un langage de programmation conçu spécifiquement pour écrire des Smart Contracts sur Ethereum. Il est à Ethereum ce que le JavaScript est au développement web : indispensable.

CARACTÉRISTIQUES : C'est un langage orienté objet, fortement typé et a des similitudes avec le JavaScript en termes de syntaxe, ce qui rend son apprentissage relativement accessible pour les développeurs déjà familiarisés avec les langages de programmation modernes.

2. Outils pour Développer sur Ethereum

REMIX : C'est un IDE (environnement de développement intégré) en ligne pour Solidity. Remix est parfait pour ceux qui débutent avec Solidity, offrant une interface utilisateur conviviale pour écrire, tester et déployer des contrats intelligents.

TRUFFLE SUITE : Un cadre de développement populaire pour Ethereum qui comprend un ensemble d'outils pour faciliter le développement de Smart Contracts. Il intègre un système de gestion de paquets, un environnement de test automatisé, et des fonctionnalités pour le déploiement et les migrations.

GANACHE : Une partie de la Truffle Suite, Ganache est un simulateur blockchain personnel pour Ethereum. Il permet aux développeurs de déployer des contrats, de développer des applications et d'exécuter des tests dans un environnement sûr et contrôlable.

METAMASK : Ce n'est pas seulement un portefeuille de crypto-monnaie. MetaMask est aussi un pont qui permet aux navigateurs d'interagir avec la blockchain Ethereum, rendant possible l'utilisation d'applications décentralisées directement dans votre navigateur.

3. Importance de la Sécurité

Lors du développement de Smart Contracts, il est crucial de se concentrer sur la sécurité. En raison de leur nature immuable et de l'importance des actifs qu'ils peuvent gérer, une erreur dans un Smart Contract peut avoir des conséquences désastreuses. De nombreux outils et pratiques, comme les audits de contrat et les tests rigoureux, sont essentiels pour garantir la sûreté des contrats.

4. Le Futur du Développement sur Ethereum

Avec l'évolution constante de la technologie et l'arrivée d'Ethereum 2.0, les outils et les langages associés à Ethereum continueront également d'évoluer. La communauté Ethereum est active, et de nombreux développeurs contribuent à la création de nouveaux outils, frameworks et améliorations pour faciliter le développement sur la plateforme.

Conclusion :

Le développement sur Ethereum offre un monde d'opportunités pour créer des applications décentralisées révolutionnaires. Avec Solidity comme pierre angulaire et une gamme d'outils conçus pour faciliter le processus, les développeurs disposent de tout ce dont ils ont besoin pour laisser libre cours à leur créativité. Cependant, il est essentiel de rester informé des meilleures pratiques, des mises à jour technologiques et des implications en matière de sécurité pour assurer le succès de tout projet basé sur Ethereum.

DAPPS (APPLICATIONS DÉCENTRALISÉES) : EXEMPLES ET CAS D'USAGE

Introduction :

Imaginez un monde où les applications ne sont pas détenues ni contrôlées par de grandes entreprises, mais où leur pouvoir réside plutôt entre les mains de leurs utilisateurs. Bienvenue dans l'univers des DApps, ou applications décentralisées. Ces applications, construites sur des blockchains comme Ethereum, promettent de démocratiser le paysage numérique. Plongeons dans le monde fascinant des DApps.

1. Qu'est-ce qu'une DApp ?

DÉFINITION : Une application décentralisée (DApp) est une application qui fonctionne sur un réseau de blockchain. Contrairement aux applications traditionnelles qui s'exécutent sur des serveurs centralisés, les DApps tirent parti de la blockchain pour garantir la transparence, la sécurité et la résistance à la censure.

CARACTÉRISTIQUES PRINCIPALES :

- Décentralisation :
  Les DApps sont soutenues par un réseau distribué de noeuds.
- Protocole consensuel :
  Chaque modification ou transaction est confirmée par consensus.
- Open source :
  Le code source des DApps est généralement accessible au public.
- Jetons : Les DApps utilisent souvent des jetons ou des crypto-monnaies pour leur fonctionnement interne.

2. Pourquoi les DApps sont-elles importantes ?

Elles représentent une rupture avec le modèle centralisé, offrant une transparence accrue et réduisant les points de défaillance unique. En outre, elles peuvent fonctionner sans interruption, sont résistantes à la censure et, dans de nombreux cas, sont moins susceptibles d'être manipulées ou contrôlées par une entité centrale.

3. Exemples Notables de DApps :

DEFI (FINANCE DÉCENTRALISÉE) : Les DApps DeFi visent à reproduire les services financiers traditionnels, tels que les prêts, les emprunts et les échanges, mais de manière décentralisée. Exemple : Compound, qui permet aux utilisateurs d'emprunter ou de prêter des actifs crypto.

JEUX : Les jeux basés sur la blockchain utilisent souvent des jetons et des NFT (tokens non fongibles) pour représenter des éléments du jeu. Exemple : CryptoKitties, un jeu de collection de chats virtuels.

MARCHÉS DE NFT : Ces plateformes permettent l'achat, la vente et le commerce de tokens non fongibles, qui peuvent représenter des œuvres d'art, des objets de collection, etc. Exemple : OpenSea.

RÉSEAUX SOCIAUX DÉCENTRALISÉS : Ces plateformes offrent une alternative aux géants des médias sociaux, en plaçant la propriété des données entre les mains des utilisateurs. Exemple : Peepeth.

4. Les Défis des DApps :

Bien qu'elles offrent de nombreux avantages, les DApps ne sont pas exemptes de défis. La scalabilité, les frais de transaction élevés à certaines périodes, l'adoption par le grand public et la complexité technologique sont autant de problèmes que les développeurs doivent aborder.

5. L'avenir des DApps :

Avec l'évolution de la technologie blockchain, en particulier avec des initiatives comme Ethereum 2.0, on peut s'attendre à ce que les DApps deviennent plus rapides, plus efficaces et plus accessibles. À mesure que de plus en plus de personnes reconnaissent les avantages de la décentralisation, il est probable que nous verrons une adoption croissante des DApps dans divers secteurs.

Conclusion :

Les applications décentralisées offrent une vision alternative du monde numérique, une où le pouvoir est réparti et où les utilisateurs ont un mot à dire dans le fonctionnement des plateformes qu'ils utilisent. De la finance à l'art en passant par les jeux et les réseaux sociaux, les DApps redéfinissent ce que signifie interagir en ligne. Alors que la technologie continue de mûrir, l'avenir des DApps semble prometteur, ouvrant la porte à un monde numérique plus équitable et transparent.

5

Finance Décentralisée (DeFi) sur Ethereum

INTRODUCTION À LA FINANCE DÉCENTRALISÉE (DEFI)

Qu'est-ce que la DeFi ?

La finance décentralisée, souvent appelée DeFi, est un terme qui englobe une série d'innovations financières basées sur la blockchain qui visent à reproduire, transformer et améliorer les services financiers traditionnels. Imaginez une banque, une bourse ou une compagnie d'assurance sans intermédiaire, sans bureaucratie et entièrement automatisée. Voilà ce que la DeFi promet.

L'origine de la DeFi :

L'essor de la DeFi trouve ses racines dans la philosophie même de la blockchain : la décentralisation. Pourquoi confier nos finances à des institutions centralisées, souvent lentes et coûteuses, quand on peut créer des systèmes financiers transparents, rapides et sans intermédiaires ? Ethereum, avec ses contrats intelligents, a ouvert la voie à cette révolution, permettant la création d'applications financières automatisées et transparentes.

Les principaux piliers de la DeFi :

1. ACCESSIBILITÉ : La DeFi offre des services financiers sans avoir besoin d'un compte bancaire traditionnel. Tout ce dont on a besoin, c'est d'un smartphone et d'une connexion Internet.

2. TRANSPARENCE : Toutes les transactions sont enregistrées sur une blockchain publique, garantissant une transparence totale.

3. CONTRÔLE ET PROPRIÉTÉ : Les utilisateurs ont un contrôle total sur leurs fonds, sans intermédiaire.

4. PROGRAMMABILITÉ : Les services DeFi peuvent être automatisés et interconnectés grâce à l'utilisation de contrats intelligents.

Exemples de services DeFi :

- **PRÊTS ET EMPRUNTS :** Des plateformes comme Compound et Aave permettent aux utilisateurs de prêter et d'emprunter des crypto-monnaies sans avoir besoin d'une institution financière.
- **ECHANGES DÉCENTRALISÉS (DEX) :** Contrairement aux bourses traditionnelles, les DEX, comme Uniswap ou Sushiswap, permettent d'échanger des crypto-monnaies directement, sans passer par un intermédiaire.
- **ASSURANCES DÉCENTRALISÉES :** Des projets comme Nexus Mutual offrent des couvertures d'assurance basées sur la blockchain, protégeant contre divers risques dans l'écosystème crypto.
- **STABLECOINS :** Ce sont des crypto-monnaies qui ont leur valeur ancrée à une monnaie fiduciaire, comme le dollar US. USDC et DAI sont des exemples populaires.

Défis et considérations :

La DeFi, bien qu'innovante, n'est pas sans risques. Il y a des préoccupations concernant les smart contracts défectueux, les risques de liquidité, et les failles de sécurité. De plus, la complexité des produits DeFi peut souvent être déroutante pour les nouveaux utilisateurs.

Conclusion :

La finance décentralisée représente une révolution majeure dans le monde financier. Elle remet en question les méthodes traditionnelles et offre des alternatives plus transparentes, efficaces et accessibles. Cependant, comme toute innovation, elle est accompagnée de défis et de risques. Avec le bon équilibre entre régulation, éducation et innovation, la DeFi a le potentiel de redéfinir la manière dont nous comprenons et interagissons avec la finance.

LES GRANDS PROJETS DEFI SUR ETHEREUM : UNISWAP, COMPOUND, MAKERDAO, ETC.

1. Contexte : L'émergence des projets DeFi sur Ethereum

Ethereum, en tant que plateforme pour les applications décentralisées (DApps) et les contrats intelligents, a jeté les bases de la révolution de la finance décentralisée (DeFi). Cet écosystème en croissance rapide a vu de nombreux projets ambitieux prendre forme, chacun avec sa propre vision pour repenser et perturber différents segments du secteur financier traditionnel. Voyons de plus près quelques-uns des projets DeFi les plus emblématiques sur Ethereum.

2. Uniswap : L'échange décentralisé par excellence

• **PRÉSENTATION :** Uniswap est un protocole d'échange décentralisé (DEX) sur Ethereum. Contrairement aux bourses centralisées comme Binance ou Coinbase, Uniswap permet aux utilisateurs d'échanger des tokens directement entre eux, sans intermédiaires.

• **INNOVATION :** Son mécanisme unique, basé sur des «pools de liquidité», permet aux utilisateurs de fournir des fonds pour garantir la liquidité et de gagner des frais en retour. Le prix des tokens est déterminé par un algorithme en fonction de la balance des tokens dans le pool.

• **IMPACT :** Uniswap a radicalement simplifié le trading de tokens sur Ethereum, devenant ainsi l'un des DEX les plus populaires et les plus utilisés.

3. Compound : Révolutionner les prêts et les emprunts

• **PRÉSENTATION :** Compound est un protocole DeFi qui permet aux utilisateurs de prêter et d'emprunter des crypto-monnaies de manière décentralisée.

• **INNOVATION :** Les utilisateurs fournissent leurs tokens comme collatéral pour emprunter d'autres tokens. Les taux d'intérêt sont déterminés de manière algorithmique en fonction de l'offre et de la demande.

• **IMPACT :** Compound a ouvert la voie à une nouvelle forme de marché monétaire décentralisé où les utilisateurs peuvent gagner des intérêts sur leurs actifs ou emprunter d'autres actifs en fonction de leurs besoins.

4. MakerDAO et DAI : La naissance du stablecoin décentralisé

• **PRÉSENTATION :** MakerDAO est un protocole DeFi qui permet la création du DAI, un stablecoin dont la valeur est étroitement liée au dollar américain. Mais contrairement à d'autres stablecoins, DAI n'est pas adossé à des réserves réelles de dollars, mais est plutôt soutenu par d'autres actifs sur la blockchain Ethereum.

• **INNOVATION :** Les utilisateurs bloquent leurs actifs (comme l'ETH) dans le protocole Maker pour générer des DAI. Ce processus garantit que chaque DAI est toujours adossé à une valeur supérieure en actifs, stabilisant ainsi sa valeur.

• **IMPACT :** DAI est devenu l'un des stablecoins décentralisés les plus populaires, offrant une valeur stable dans le monde souvent volatile des crypto-monnaies.

5. Autres projets notables :

• **AAVE :** Une plateforme de prêt qui a introduit des fonctionnalités innovantes comme les «Flash Loans» (prêts éclairs).

• **YEARN.FINANCE :** Vise à simplifier la finance décentralisée pour l'utilisateur moyen en automatisant la maximisation des rendements.

• **CURVE FINANCE :** Une bourse pour l'échange stablecoin-to-stablecoin, optimisant pour offrir aux utilisateurs les meilleurs taux.

Conclusion :

L'écosystème DeFi sur Ethereum est riche et diversifié, offrant des solutions pour presque tous les défis posés par le système financier traditionnel. Ces projets, bien que techniquement complexes, ont pour mission commune de rendre la finance plus ouverte, accessible et équitable pour tous. Alors que l'écosystème continue d'évoluer, il sera passionnant de voir comment ces projets et d'autres transformeront la façon dont nous interagissons avec l'argent à l'avenir.

LES ENJEUX ET DÉFIS DE LA DEFI

Introduction : L'émergence de la DeFi

La finance décentralisée, communément appelée DeFi, représente une transformation radicale du paysage financier. En utilisant la blockchain, en particulier celle d'Ethereum, elle vise à démocratiser les services financiers, en les rendant accessibles à tous sans intermédiaires. Mais comme toute innovation, la DeFi est confrontée à un ensemble de défis et d'enjeux majeurs.

1. Les enjeux de la DeFi : Pourquoi cela compte-t-il ?

• Démocratisation de la finance : La DeFi a le potentiel d'offrir des services financiers à des milliards de personnes non bancarisées dans le monde, leur fournissant des moyens d'épargner, d'emprunter et d'investir.
• Transparence : Tout est codé et vérifiable sur la blockchain, ce qui signifie que contrairement aux institutions financières traditionnelles, les utilisateurs peuvent voir exactement comment fonctionnent les protocoles.
• Intermédiation minimale : En éliminant les intermédiaires, les utilisateurs peuvent souvent obtenir de meilleurs taux et éviter les frais excessifs.

2. Les défis techniques : Assurer la sécurité et l'efficacité

• Failles de sécurité : Comme la DeFi repose sur des logiciels, elle est susceptible aux bugs et aux failles. Des attaques comme celle sur le protocole bZx ont mis en évidence les risques associés.
• Scalabilité : Les réseaux surchargés, en particulier Ethereum, peuvent entraîner des frais de transaction élevés, rendant certaines applications DeFi coûteuses à utiliser.
• Interopérabilité : Alors que la DeFi s'étend sur plusieurs blockchains, il est crucial que ces différentes plateformes puissent interagir entre elles sans friction.

3. Défis réglementaires : Naviguer dans un monde non régulé

• Manque de réglementation : La DeFi évolue plus rapidement que les régulateurs ne peuvent suivre. L'absence de réglementation claire peut entraîner une utilisation abusive ou frauduleuse.
• Risques juridiques : Sans cadres légaux clairs, ceux qui lancent ou investissent dans des projets DeFi peuvent se retrouver exposés à des risques juridiques imprévus.

4. Autres préoccupations : L'économie et la centralisation

• Risques économiques : La volatilité des crypto-monnaies et des actifs sous-jacents peut affecter la stabilité des protocoles DeFi, menant à des crises de liquidité ou à des «bank runs».
• Risque de centralisation : Certains protocoles DeFi, malgré leur prétention décentralisée, conservent des mécanismes de contrôle centralisés, ce qui pourrait remettre en cause l'essence même de la DeFi.
• Éducation et adoption : La complexité et le caractère technique de la DeFi peuvent dissuader l'adoption massive. Une éducation adéquate est essentielle pour éviter que les utilisateurs ne commettent des erreurs coûteuses.

Conclusion :

La DeFi est à la croisée des chemins. Son potentiel révolutionnaire est indéniable, mais les défis qu'elle rencontre sont substantiels. Pour que la DeFi réalise pleinement sa vision d'une finance ouverte et équitable, les développeurs, les utilisateurs et les régulateurs doivent collaborer pour surmonter ces obstacles. L'avenir de la finance pourrait bien dépendre de la manière dont ces défis sont relevés.

6

Les Tokens ERC-20, ERC-721 et autres standards

INTRODUCTION AUX TOKENS ET LEUR UTILITÉ

Les tokens, dans le monde de la blockchain, sont des représentations numériques d'un actif ou d'un droit. Pensez-y comme à des jetons dans un parc d'attractions qui peuvent être échangés contre une balade ou un service. Dans la blockchain, ces tokens peuvent représenter une myriade de choses, des actions d'une entreprise, à l'or, en passant par la fidélité des clients et même des œuvres d'art numériques.

Utilité des tokens :

• Représentation d'actifs : Les tokens peuvent représenter des actifs du monde réel comme l'or ou l'immobilier, permettant des transactions et des échanges plus fluides.
• Moyen d'échange : Dans certains écosystèmes de blockchain, les tokens servent de monnaie pour acheter des services ou des biens.
• Gouvernance : Certains tokens permettent à leurs détenteurs de voter sur des décisions concernant la direction d'un projet.
• Accès : Certains services nécessitent des tokens pour fonctionner, un peu comme une clé.

ERC-20 : La norme pour les tokens fongibles

L'ERC-20 est un ensemble de règles (ou protocole) que doivent suivre les tokens sur Ethereum pour être interopérables avec d'autres produits ou services. Ce sont les tokens «fongibles», ce qui signifie que chaque token est identique et a la même valeur que les autres.

Pourquoi l'ERC-20 est-il si important ?

• Interchangeabilité : La conformité ERC-20 assure que ces tokens peuvent être échangés ou utilisés dans n'importe quel portefeuille, échange ou service qui reconnaît cette norme.
• Simplicité : Pour les développeurs, la création d'un nouveau token basé sur cette norme est relativement simple et garantit une large acceptation.

ERC-721 : L'avènement des NFT (tokens non fongibles)

Contrairement à l'ERC-20, l'ERC-721 est un standard pour les tokens qui ne sont pas interchangeables, c'est-à-dire les tokens non fongibles (NFT). Chaque NFT est distinct et peut avoir une valeur différente des autres tokens.

Pourquoi les NFT sont-ils révolutionnaires ?

• Unicité : Ils représentent souvent des actifs numériques uniques comme des œuvres d'art, des souvenirs sportifs ou même des terrains virtuels.
• Preuve de propriété : Sur la blockchain, la propriété d'un NFT est incontestable. Si vous possédez un NFT représentant une œuvre d'art numérique, c'est comme avoir un certificat d'authenticité.
• Marché dynamique : Les NFT ont ouvert un nouveau marché pour les artistes, les créateurs et les collectionneurs.

Autres standards et leur importance

Il y a plusieurs autres standards de token sur Ethereum, chacun ayant sa propre utilité :
• ERC-1155 : Un standard qui peut créer à la fois des tokens fongibles et non fongibles. Il est particulièrement populaire dans les jeux vidéo pour représenter des objets comme des armes ou des costumes.
• ERC-1337 : Ce standard est pour les abonnements récurrents sur Ethereum, permettant des paiements périodiques.
Chaque standard répond à un besoin spécifique de la communauté, permettant une gamme de possibilités et d'applications qui n'étaient pas possibles dans les systèmes financiers traditionnels.

Conclusion

Dans l'écosystème Ethereum, les tokens jouent un rôle vital en représentant une vaste gamme d'actifs et de droits. Grâce à des normes comme l'ERC-20 et l'ERC-721, Ethereum a ouvert la porte à une révolution dans la manière dont nous considérons la propriété, l'échange et la valeur dans le monde numérique. Ces tokens, bien qu'encore jeunes, ont le potentiel de transformer de nombreux secteurs, de la finance à l'art, en passant par le jeu vidéo et au-delà.

7

Ethereum dans le paysage blockchain global

ETHEREUM VS. BITCOIN : COMPARAISON ET SYNERGIE

Introduction

Ethereum et Bitcoin, les géants du monde des cryptomonnaies, sont souvent comparés et parfois, à tort, considérés comme concurrents. Si, à première vue, ils semblent similaires, car tous deux utilisent la technologie de la blockchain, leurs objectifs, leurs utilisations et leurs mécanismes sous-jacents diffèrent considérablement. Explorons ces différences tout en mettant en lumière comment ils peuvent travailler en synergie.

Naissance et objectifs

Bitcoin, lancé en 2009 par une entité anonyme appelée Satoshi Nakamoto, a été conçu comme une monnaie électronique peer-to-peer, offrant une solution au problème de la double dépense sans avoir besoin d'une autorité centrale. Son objectif premier était de créer une monnaie décentralisée, non censurable et limitée dans son offre (21 millions de bitcoins max). Ethereum, proposé en 2013 par Vitalik Buterin et lancé en 2015, a des ambitions plus larges. Au-delà d'une simple monnaie, Ethereum vise à être une plateforme permettant la création de contrats intelligents et d'applications décentralisées. Son but est de décentraliser l'Internet et de donner le pouvoir aux développeurs de créer des applications sur sa plateforme.

Technologie sous-jacente

Les deux projets fonctionnent sur la technologie de la blockchain, mais leurs blockchains sont intrinsèquement différentes.
Bitcoin possède une blockchain conçue principalement pour gérer les transactions monétaires. Elle est plus simple, sécurisée et optimisée pour stocker et vérifier les mouvements de bitcoins.
Ethereum, d'autre part, possède une blockchain qui sert d'ordinateur mondial. Elle est capable de traiter non seulement les transactions, mais aussi les codes complexes des contrats intelligents et DApps. Cette flexibilité vient avec une certaine complexité et des défis, comme la question de la scalabilité.

Langage de script

Bitcoin dispose d'un langage de script, mais il est assez limité en termes de fonctionnalités. Il est conçu pour gérer des transactions basiques, comme le multi-signature.

Ethereum utilise «Solidity», un langage de programmation permettant aux développeurs de rédiger des contrats intelligents complexes. Il offre une grande flexibilité, mais aussi une complexité accrue, et nécessite une attention particulière à la sécurité.

Économie des tokens

Bitcoin n'a qu'un seul type de token, le bitcoin (BTC), utilisé à la fois comme monnaie et pour récompenser les mineurs.

Ethereum a l'ether (ETH) comme monnaie principale, mais sa plateforme héberge également d'innombrables autres tokens créés via des contrats intelligents, tels que les tokens ERC-20.

Synergies

Bien que souvent comparés comme rivaux, Bitcoin et Ethereum ont des objectifs différents et peuvent coexister harmonieusement.

• Réserve de valeur vs. Carburant d'applications : Bitcoin est souvent considéré comme de «l'or numérique», une réserve de valeur, tandis qu'Ethereum est le carburant nécessaire pour faire fonctionner les applications sur sa plateforme.

• Inter-opérabilité : De nombreux projets cherchent à connecter ces deux blockchains pour profiter de la sécurité de Bitcoin et de la flexibilité d'Ethereum.

• Adoption : La popularité de Bitcoin a ouvert la porte à l'acceptation des cryptomonnaies, bénéficiant indirectement à Ethereum.

Conclusion

Ethereum et Bitcoin, bien que souvent juxtaposés, sont des piliers du monde de la cryptomonnaie avec des visions distinctes. L'un cherche à révolutionner la monnaie telle que nous la connaissons, tandis que l'autre aspire à un Internet décentralisé. Comprendre leurs différences est essentiel, mais il est tout aussi crucial de voir comment ils peuvent se compléter dans l'écosystème plus vaste de la blockchain.

AUTRES PLATEFORMES DE SMART CONTRACTS ET L'AVENIR D'ETHEREUM SUR LE MARCHÉ

Alors qu'Ethereum a été l'un des pionniers dans le domaine des contrats intelligents et des applications décentralisées, plusieurs autres plateformes ont émergé, cherchant à résoudre certains des défis rencontrés par Ethereum ou à proposer des solutions innovantes. Parmi ces plateformes, EOS, Tron et Cardano se démarquent. Comprendre ces alternatives, ainsi que la position d'Ethereum face à l'évolution du marché, est essentiel pour avoir une vision complète de l'écosystème des cryptomonnaies.

EOS : La blockchain orientée performance

EOS est souvent appelée l'« Ethereum Killer » en raison de son ambition de surpasser Ethereum en termes de performances et de scalabilité.
• Délégué Proof-of-Stake : EOS utilise un modèle de consensus appelé Délégué Proof-of-Stake (DPoS). Cela signifie que seuls quelques nœuds, choisis par la communauté, sont responsables de la validation des transactions, rendant le processus plus rapide.
• Frais de transaction : Une autre caractéristique d'EOS est l'absence de frais de transaction pour les utilisateurs finaux. Les développeurs doivent toutefois « stake » (verrouiller) une certaine quantité d'EOS pour garantir la puissance et la bande passante nécessaires à l'exécution de leurs applications.

Tron : Centré sur le contenu numérique

Tron vise à construire une plateforme décentralisée pour le partage de contenu, où les créateurs peuvent être directement rémunérés pour leur travail.
• Acquisition de BitTorrent : Dans le cadre de sa stratégie, Tron a acquis BitTorrent, l'une des plus grandes plateformes de partage de fichiers peer-to-peer. Cela pourrait ouvrir la voie à une intégration poussée de la blockchain dans le partage de contenu à grande échelle.
• Performance : Comme EOS, Tron utilise également un modèle de consensus DPoS pour offrir des vitesses de transaction élevées.

Cardano : Une approche académique

Cardano se distingue par son approche méthodique basée sur des recherches universitaires et une révision par les pairs.

• Couche divisée : Cardano a une structure en couches, séparant la couche de règlement (où se déroulent les transactions) de la couche de calcul (où s'exécutent les contrats intelligents). Cette séparation vise à augmenter la flexibilité et la scalabilité du réseau.

• Développement durable : L'un des objectifs de Cardano est de créer une plateforme de blockchain durable, interopérable et évolutive.

L'AVENIR DU MARCHÉ ET LA POSITION D'ETHEREUM

À mesure que le monde prend conscience de la nécessité de protéger notre planète, l'impact écologique des technologies émergentes, telles que la blockchain, devient un sujet brûlant de discussion. Les cryptomonnaies, malgré leurs nombreuses promesses, sont souvent pointées du doigt pour leur empreinte carbone. Dans ce contexte, comment se positionne Ethereum, l'un des leaders du marché, et comment ses choix influencent-ils l'avenir du secteur?

Le contexte environnemental actuel

1. LA MONTÉE DE LA CONSCIENTISATION ÉCOLOGIQUE : À l'échelle mondiale, citoyens, entreprises et gouvernements prennent de plus en plus conscience de la nécessité d'agir pour l'environnement. Les accords sur le climat, tels que l'Accord de Paris, traduisent cette volonté commune d'aller vers un futur plus durable.

2. LES TECHNOLOGIES SOUS LE FEU DES CRITIQUES : Dans ce cadre, toutes les industries sont scrutées, y compris le secteur technologique. Les data centers, les processus de fabrication de composants électroniques et maintenant les cryptomonnaies sont sur la sellette.

Le marché des cryptomonnaies face à l'écologie

1. CONSOMMATION ÉNERGÉTIQUE : La Proof-of-Work, mécanisme sous-jacent à de nombreuses cryptomonnaies dont le Bitcoin, est particulièrement énergivore. Elle nécessite une puissance de calcul phénoménale, générant une consommation électrique comparée à celle de petits pays.

2. LES ALTERNATIVES ÉCO-RESPONSABLES : Certaines cryptomonnaies cherchent à se différencier en adoptant des mécanismes moins consommateurs en énergie ou en compensant leur empreinte carbone. Mais ces initiatives restent pour l'instant minoritaires.

Ethereum à la croisée des chemins

1. UN LEADER CONSCIENT DE SON EMPREINTE : Ethereum, de par son poids sur le marché, est particulièrement surveillé. Sa consommation énergétique, bien que moindre que celle de Bitcoin, est significative.

2. LA TRANSITION VERS ETHEREUM 2.0 : Conscient de ces enjeux, l'écosystème Ethereum a entamé une transition vers Ethereum 2.0, basé sur la Proof-of-Stake. Ce mécanisme, bien moins gourmand en énergie, marque la volonté d'Ethereum de se positionner comme une blockchain de nouvelle génération, respectueuse de l'environnement.

3. L'IMPACT SUR LE MARCHÉ : La démarche d'Ethereum peut potentiellement servir d'exemple pour d'autres projets blockchain, incitant à une réduction globale de l'empreinte carbone du secteur.

Conclusion

Alors que la pression environnementale s'intensifie, le marché des crypto-monnaies, et Ethereum en particulier, est à un tournant. Les choix effectués aujourd'hui définiront la perception et l'acceptation de ces technologies demain. Par ses initiatives en faveur d'une blockchain plus verte, Ethereum pourrait non seulement consolider sa position de leader, mais aussi contribuer à orienter l'ensemble de l'industrie vers un avenir plus durable.

8

Les défis et controverses

ETHEREUM ET SES DÉFIS : CONSOMMATION ÉNERGÉTIQUE, SCALABILITÉ ET SÉCURITÉ

1. Les préoccupations écologiques : La consommation d'énergie

Dans l'ère actuelle de sensibilisation accrue aux changements climatiques et à la durabilité, la technologie blockchain, et en particulier Ethereum, est devenue un point focal en raison de ses exigences énergétiques considérables. Ce texte vise à décomposer la nature de cette consommation d'énergie, pourquoi elle est si importante et les mesures prises pour y remédier.

La preuve de travail : Une gourmandise énergétique

Ethereum, comme Bitcoin, a initialement adopté un mécanisme de consensus appelé «preuve de travail» (Proof-of-Work, PoW). Ce système nécessite que les mineurs résolvent des énigmes cryptographiques complexes pour ajouter un nouveau bloc à la blockchain. Ce processus est compétitif, ce qui signifie que les mineurs du monde entier sont constamment en compétition pour résoudre l'énigme le plus rapidement possible. Le PoW est intrinsèquement gourmand en énergie pour plusieurs raisons :

1. COMPÉTITION PLUTÔT QUE COOPÉRATION : Dans le PoW, tous les mineurs travaillent sur la même énigme, mais seul l'un d'entre eux gagnera le droit d'ajouter le prochain bloc. Cela signifie que la majeure partie de l'énergie dépensée est gaspillée.

2. MATÉRIEL SPÉCIALISÉ : Pour maximiser leurs chances, les mineurs utilisent du matériel hautement spécialisé, souvent appelé ASIC, qui est conçu pour résoudre ces énigmes aussi rapidement que possible. Ces équipements consomment beaucoup d'électricité.

Implications environnementales

La consommation énergétique massive d'Ethereum entraîne des préoccupations majeures, telles que :

1. ÉMISSIONS DE CARBONE : Si l'énergie utilisée provient de sources non renouvelables, elle contribue considérablement aux émissions de carbone. Cela aggrave les défis du changement climatique.

2. STRESS SUR LES INFRASTRUCTURES ÉNERGÉTIQUES : Les fermes de minage peuvent mettre une pression énorme sur les réseaux électriques locaux, en particulier dans les régions où l'infrastructure n'est pas équipée pour gérer une telle demande.

Mesures vers une solution plus verte

Face à ces défis, la communauté Ethereum a pris des mesures actives pour réduire son empreinte carbone :

1. TRANSITION VERS LA PREUVE D'ENJEU (PROOF-OF-STAKE) : Ethereum 2.0 vise à remplacer le PoW par le Proof-of-Stake (PoS), un mécanisme beaucoup moins énergivore. Dans le PoS, la création de blocs est basée sur la possession de monnaie plutôt que sur la capacité à résoudre des énigmes cryptographiques.

2. EXPÉRIMENTATIONS AVEC DES SOLUTIONS DE COUCHE 2 : Ces solutions, comme le Rollups, permettent d'effectuer des transactions en dehors de la blockchain principale, réduisant ainsi la charge sur le réseau principal.

3. ADOPTION D'ÉNERGIES RENOUVELABLES : Certains mineurs s'engagent à n'utiliser que de l'énergie renouvelable pour alimenter leurs opérations, bien que la mise en œuvre varie selon les régions et les incitations.

Conclusion

La consommation d'énergie d'Ethereum est un sujet de préoccupation légitime, en particulier à une époque où la durabilité et la conservation de l'environnement sont de la plus haute importance. Heureusement, avec l'avènement d'Ethereum 2.0 et d'autres innovations, la blockchain est sur la bonne voie pour devenir beaucoup plus respectueuse de l'environnement tout en conservant ses avantages révolutionnaires.

LES PROBLÈMES DE SCALABILITÉ ET LES SOLUTIONS PROPOSÉES

Le terme «scalabilité» se réfère à la capacité d'un système à gérer une augmentation de la charge de travail ou de la demande tout en conservant sa performance. Dans le monde de la blockchain, notamment pour Ethereum, la question de la scalabilité est au centre des préoccupations. Cet enjeu, majeur pour le développement et l'adoption massive de cette technologie, nécessite de comprendre ses causes, ses implications et les solutions envisagées.

Origine du problème

1. NATURE DE LA BLOCKCHAIN : Par conception, chaque transaction sur Ethereum doit être vérifiée par l'ensemble du réseau, ce qui assure la sécurité et la décentralisation, mais limite la vitesse à laquelle les transactions peuvent être traitées.

2. TAILLE CROISSANTE DU RÉSEAU : Avec l'augmentation du nombre d'utilisateurs et d'applications décentralisées (DApps) sur Ethereum, le nombre de transactions à traiter simultanément a explosé.

Implications de la scalabilité

1. Frais de transaction élevés : Lorsque le réseau est congestionné, les utilisateurs sont souvent obligés d'augmenter les frais (ou «gas») qu'ils sont prêts à payer pour que leurs transactions soient traitées en priorité.

2. Délais de transaction : Pendant les pics d'activité, les transactions peuvent prendre beaucoup plus de temps que prévu pour être confirmées.

3. Frein à l'adoption : Ces problèmes peuvent décourager de nouveaux utilisateurs ou entreprises d'adopter Ethereum pour leurs besoins, limitant ainsi son potentiel.

Solutions proposées

1. ETHEREUM 2.0 : Il s'agit de la mise à niveau majeure du réseau, qui vise à remplacer le mécanisme de consensus actuel (preuve de travail) par la preuve d'enjeu (Proof-of-Stake). Cette transition devrait grandement améliorer la capacité d'Ethereum à traiter un plus grand nombre de transactions par seconde.

2. SOLUTIONS DE COUCHE 2 : Ces technologies, telles que les rollups et les canaux d'état, permettent d'effectuer une grande partie du traitement en dehors de la blockchain principale avant de consolider les résultats sur celle-ci. Cela accélère les transactions tout en minimisant la charge sur la blockchain principale.

3. SHARDING : Proposé comme une partie d'Ethereum 2.0, le sharding divise la blockchain en plusieurs «fragments» qui peuvent traiter les transactions simultanément.

4. RÉSEAUX SECONDAIRES (SIDECHAINS) : Ce sont des blockchains séparées qui fonctionnent parallèlement à Ethereum et sont conçues pour décharger une partie du volume de transactions.

Conclusion

La scalabilité est l'un des défis les plus pressants auxquels Ethereum est confronté aujourd'hui. La croissance explosive de la DeFi, des NFT et d'autres applications innovantes sur Ethereum a exacerbé ces problèmes. Cependant, la communauté et les développeurs d'Ethereum sont pleinement conscients de ces enjeux et travaillent activement à mettre en œuvre des solutions. Avec l'adoption prévue d'Ethereum 2.0 et d'autres améliorations technologiques, l'avenir d'Ethereum en tant que plateforme évolutive et utilisable semble prometteur.

LA SÉCURITÉ SUR ETHEREUM : FRAUDES, HACKS ET LEÇONS APPRISES

Au cœur du bouillonnement technologique et économique qu'incarne Ethereum se cachent deux préoccupations majeures pour ses utilisateurs et pour le grand public : son impact écologique et sa sécurité. Si les potentialités offertes par Ethereum et sa blockchain sont immenses, elles ne sont pas sans conséquences, ni sans risques.

Impact écologique d'Ethereum

1. L'ÉNERGIE CONSOMMÉE PAR LA PROOF-OF-WORK (POW): Historiquement, Ethereum, tout comme Bitcoin, s'appuie sur le mécanisme de preuve de travail pour valider les transactions. Ce processus est extrêmement énergivore, car il nécessite une puissance de calcul considérable, utilisée par les mineurs pour résoudre des énigmes cryptographiques.

2. COMPARAISONS AVEC DES PAYS ENTIERS: Selon certaines estimations, le réseau Ethereum consomme autant d'énergie que certains pays. Ces chiffres, parfois alarmistes, sont au centre de nombreuses discussions sur la viabilité environnementale des cryptomonnaies.

3. TRANSITION VERS PROOF-OF-STAKE (POS) : En réponse à ces préoccupations, Ethereum 2.0 se dirige vers un modèle de preuve d'enjeu, beaucoup moins gourmand en énergie. C'est une avancée significative vers un Ethereum plus respectueux de l'environnement.

La sécurité sur Ethereum

1. NATURE DÉCENTRALISÉE ET RISQUES ASSOCIÉS: L'architecture ouverte et décentralisée d'Ethereum, tout en étant sa force, la rend également vulnérable à divers types d'attaques.

2. LES GRANDS HACKS:

• Le DAO : En 2016, une faille dans le code du DAO (une organisation autonome décentralisée) a permis à un individu de détourner une grande quantité d'Ether, conduisant à un fork controversé de la blockchain Ethereum.

• Parity : Une faille dans le portefeuille multi-signatures de Parity a conduit à la perte de centaines de milliers d'ETH.

3. LEÇONS APPRISES :

• Mise en avant de la sécurité: Les incidents majeurs ont poussé les développeurs à mettre la sécurité au premier plan. Les audits de contrat deviennent monnaie courante, et la communauté est de plus en plus vigilante.

• Évolution des pratiques: La communauté Ethereum a adopté des normes plus strictes pour le développement de contrats intelligents, notamment en ce qui concerne la gestion des erreurs et les mécanismes de mise à jour.

Conclusion

Ethereum, comme toute technologie innovante, évolue dans un équilibre délicat entre promesse de révolution et défis inédits. Les préoccupations écologiques et sécuritaires ne sont pas à prendre à la légère, mais la capacité de la communauté Ethereum à s'adapter et à innover face à ces défis est impressionnante. À travers les leçons tirées des crises passées et les transitions technologiques envisagées, Ethereum poursuit son chemin vers un avenir plus vert et plus sûr.

9

L'avenir d'Ethereum

ETHEREUM 2.0, L'ÈRE DE LA DEFI, ET LA VISION DU FUTUR

Ethereum 2.0 et la transition vers le Proof-of-Stake

Si Ethereum est souvent comparé à une super autoroute de l'information, alors Ethereum 2.0 pourrait bien être considéré comme le passage d'une route à deux voies à un vaste réseau d'autoroutes interconnectées. Le cœur de cette transformation réside dans le changement fondamental de son mécanisme de consensus : la transition du Proof-of-Work (PoW) au Proof-of-Stake (PoS). Mais qu'est-ce que cela signifie réellement, et pourquoi est-ce si révolutionnaire ?

Le Défi du Proof-of-Work

Ethereum, comme Bitcoin, fonctionnait à l'origine sur un mécanisme de consensus PoW. Dans le PoW, les mineurs utilisent d'énormes quantités de puissance de calcul pour résoudre des énigmes cryptographiques, et le premier à trouver la solution ajoute un nouveau bloc à la blockchain. Si ce mécanisme est sécurisé, il présente néanmoins deux défis majeurs :

1. CONSOMMATION ÉNERGÉTIQUE : La compétition entre les mineurs pour résoudre ces énigmes consomme une quantité astronomique d'énergie, posant des préoccupations environnementales.

2. SCALABILITÉ : PoW a ses limites en termes de rapidité et de volume de transactions qu'il peut traiter, ce qui limite la capacité d'Ethereum à s'étendre à une utilisation plus large.

La Lumière au Bout du Tunnel : Proof-of-Stake

La Proof-of-Stake change radicalement la façon dont les nouveaux blocs sont créés et validés sur la blockchain. Au lieu de s'appuyer sur la puissance de calcul brute, le PoS se base sur la quantité de crypto-monnaie qu'un individu détient et est prêt à «mettre en jeu» ou «locker» comme garantie. En simplifiant :

1. Les participants qui souhaitent valider des transactions et créer de nouveaux blocs verrouillent une certaine quantité d'Ether comme mise.

2. Ces validateurs sont ensuite choisis au hasard pour proposer et valider de nouveaux blocs, en fonction de la quantité d'Ether qu'ils ont mise en jeu, entre autres facteurs.

3. Si un validateur agit malhonnêtement, il perd une partie ou la totalité de sa mise. Si, en revanche, il agit de manière honnête, il reçoit une récompense sous forme d'Ether.

Les Avantages d'Ethereum 2.0 et du PoS

1. EFFICACITÉ ÉNERGÉTIQUE : L'absence de compétition basée sur la puissance de calcul fait du PoS une alternative beaucoup plus verte au PoW. Cela signifie une empreinte carbone réduite et un réseau plus respectueux de l'environnement.

2. SÉCURITÉ RENFORCÉE : Avec des validateurs mettant en jeu leurs propres fonds, il y a un fort incitatif économique à agir de manière honnête.

3. SCALABILITÉ AMÉLIORÉE : Ethereum 2.0, grâce à d'autres mécanismes comme le sharding, peut traiter beaucoup plus de transactions par seconde que sa version précédente.

Les Phases de Transition

La transition vers Ethereum 2.0 est un processus en plusieurs étapes, comprenant la phase 0 (lancement du réseau beacon et introduction du PoS), la phase 1 (introduction du sharding), et la phase 2 (intégration complète avec l'Ethereum que nous connaissons aujourd'hui).

Conclusion

Ethereum 2.0 et le Proof-of-Stake marquent une nouvelle ère pour la blockchain d'Ethereum. En adressant les défis clés de la scalabilité et de la consommation énergétique, cette mise à niveau ouvre la porte à un avenir où Ethereum pourrait devenir la colonne vertébrale de nombreux systèmes financiers et non financiers dans le monde. La transition vers cette nouvelle ère est un témoignage de l'évolution constante d'Ethereum et de sa quête pour réaliser sa vision originelle.

L'ÉVOLUTION PRÉVUE DES DAPPS ET DE LA DEFI

Introduction

Les applications décentralisées (DApps) et la finance décentralisée (DeFi) sont deux des réalisations les plus remarquables de l'écosystème Ethereum. Alors qu'Ethereum continue de se développer, il est crucial de comprendre comment ces innovations évoluent et ce que l'avenir pourrait leur réserver.

Comprendre les DApps

Les DApps sont des applications qui fonctionnent sur une blockchain plutôt que sur des serveurs centralisés. Grâce à cette architecture, elles héritent des propriétés intrinsèques de la blockchain telles que la transparence, la sécurité et la résistance à la censure.

L'évolution des DApps

• **DIVERSIFICATION DES DOMAINES :** Alors que les premières DApps se concentraient principalement sur les jeux et les échanges, nous voyons maintenant des DApps dans des domaines tels que la santé, l'éducation, la logistique, et plus encore.

• **INTERFACE UTILISATEUR AMÉLIORÉE :** Les premières DApps étaient souvent critiquées pour leur manque d'ergonomie. Cependant, les nouvelles générations de DApps se concentrent davantage sur l'expérience utilisateur, rendant l'utilisation de la blockchain plus accessible au grand public.

• **INTERCONNECTIVITÉ CROISSANTE :** Les DApps commencent à interagir entre elles, créant un écosystème interconnecté où les utilisateurs peuvent fluidement passer d'une application à une autre.

Comprendre la DeFi

La DeFi (Finance Décentralisée) vise à créer un système financier ouvert et sans permission, en utilisant la technologie blockchain. Elle offre des services comme les prêts, les échanges, les assurances et bien d'autres, sans avoir besoin d'intermédiaires tels que les banques.

L'évolution de la DeFi

• **COMPLEXITÉ CROISSANTE :** Les premiers produits DeFi étaient simples, mais avec le temps, ils sont devenus de plus en plus complexes, offrant une gamme de services financiers sophistiqués.

• **GOUVERNANCE DÉCENTRALISÉE :** De nombreux projets DeFi implémentent des mécanismes de gouvernance permettant aux utilisateurs de voter et de prendre des décisions concernant le développement futur du projet.

• **INTEROPÉRABILITÉ :** Au fur et à mesure que l'écosystème DeFi grandit, l'interopérabilité entre les différentes plateformes devient cruciale. Des protocoles comme les «wrapped tokens» et les ponts entre les blockchains permettent d'intégrer diverses ressources dans l'écosystème DeFi d'Ethereum.

L'Avenir des DApps et de la DeFi

1. ADOPTION DE MASSE : Avec des interfaces plus conviviales et une sensibilisation accrue, il est probable que nous verrons une adoption beaucoup plus large des DApps et de la DeFi dans les années à venir.

2. RÉGULATION : La croissance rapide de la DeFi a attiré l'attention des régulateurs. Bien que cela puisse poser des défis, une réglementation bien pensée pourrait également apporter une plus grande légitimité au secteur.

3. INNOVATIONS CONTINUES : Avec Ethereum 2.0 et d'autres avancées techniques, attendez-vous à voir des DApps et des solutions DeFi encore plus innovantes, capables de gérer des volumes de transactions plus importants et d'offrir des services encore plus sophistiqués.

Conclusion

L'écosystème des DApps et de la DeFi sur Ethereum est en constante évolution. Il s'adapte, innove et surmonte les défis pour réaliser la promesse d'une économie mondiale plus ouverte, transparente et équitable. En gardant un œil sur ces évolutions, nous pouvons mieux comprendre le potentiel transformateur de la blockchain et d'Ethereum pour le monde de demain.

VISION À LONG TERME : QUE RÉSERVE L'AVENIR POUR ETHEREUM ?

En contemplant l'horizon technologique, Ethereum se profile comme une force majeure, non seulement dans le monde des crypto-monnaies mais aussi dans la refonte des systèmes mondiaux traditionnels. Avec son évolution constante et son écosystème florissant, quel avenir pouvons-nous prévoir pour Ethereum?

Adoption grand public

La première chose à reconnaître est que, malgré sa popularité croissante, Ethereum n'en est qu'à ses débuts en termes d'adoption grand public. Bien que la DeFi et les NFT aient gagné une attention significative, ils représentent toujours une petite fraction de l'économie mondiale. À long terme, on peut s'attendre à ce qu'Ethereum se généralise, touchant des domaines tels que l'immobilier, la santé, la gouvernance et plus encore. La simplicité d'utilisation et l'amélioration des interfaces utilisateur joueront un rôle clé dans cette adoption.

Évolution technologique

Ethereum 2.0 marque une étape cruciale pour la plateforme, mais ce n'est que le début. La scalabilité, la sécurité et la durabilité sont des défis permanents. À long terme, on pourrait voir Ethereum adopter des solutions technologiques encore plus avancées, comme le sharding ou les rollups, pour augmenter sa capacité.

Interconnexion avec d'autres blockchains

Le futur des blockchains pourrait ne pas appartenir à une seule chaîne dominante, mais à un réseau interconnecté de multiples blockchains. Ethereum pourrait agir comme un hub majeur dans cet écosystème interconnecté, collaborant avec d'autres blockchains pour former un maillage décentralisé.

Un pivot vers la durabilité

La question de la consommation énergétique d'Ethereum est un sujet brûlant. Alors que la transition vers la preuve d'enjeu avec Ethereum 2.0 promet de réduire considérablement la consommation énergétique, l'équipe d'Ethereum pourrait également explorer des solutions encore plus vertes pour assurer la durabilité à long terme.

Les impacts socio-économiques

Avec sa capacité à démocratiser l'accès à la finance et à d'autres services, Ethereum pourrait jouer un rôle central dans la création d'une société plus équitable. La finance décentralisée pourrait changer la donne pour les populations non bancarisées, et les systèmes de vote transparents pourraient améliorer la démocratie participative.

Conclusion

Le chemin d'Ethereum est pavé d'innovations et de défis. Si le passé est une indication de l'avenir, Ethereum continuera à évoluer, à s'adapter et à surmonter les obstacles. En tant que pionnier dans le monde des smart contracts et de la DeFi, sa vision à long terme semble prometteuse, avec un potentiel de transformation profonde des structures socio-économiques mondiales. Alors que le futur est intrinsèquement incertain, une chose est claire : Ethereum sera au centre de nombreuses discussions, innovations et transformations.

Conclusion

ETHEREUM ET LA RÉVOLUTION BLOCKCHAIN : UN IMPACT SOCIO-ÉCONOMIQUE PROFOND

La place d'Ethereum dans la révolution blockchain

L'émergence de la technologie blockchain a été comparée à celle d'Internet dans les années 1990 en termes d'importance révolutionnaire. Au cœur de cette révolution se trouve Ethereum, qui, bien que souvent mentionné dans le même souffle que Bitcoin, offre des applications bien plus vastes.

Là où Bitcoin a été conçu principalement comme une monnaie numérique décentralisée, Ethereum est né avec une ambition plus large : servir de plateforme pour exécuter des programmes décentralisés appelés «smart contracts». Ces contrats intelligents peuvent être comparés à des applications logicielles, mais sans la possibilité d'arrêt, de censure ou de modification par une tierce partie.

Ethereum amplifie la révolution blockchain en fournissant une couche où les idées peuvent être construites, testées et mises en œuvre. C'est une toile vierge pour l'innovation, allant des systèmes de vote transparents aux marchés prédictionnels et à la finance décentralisée. En d'autres termes, Ethereum est au cœur du potentiel disruptif de la blockchain.

Réflexions sur son impact socio-économique potentiel

Le potentiel socio-économique d'Ethereum est monumental. Voici quelques domaines d'impact:

1. Finance décentralisée (DeFi) : La capacité d'Ethereum à exécuter des contrats intelligents a donné naissance à la DeFi, où des services financiers traditionnels tels que le prêt, l'emprunt et le trading sont proposés sans intermédiaires. Ceci pourrait démocratiser l'accès à la finance, en particulier dans les régions sous-bancarisées du monde.

2. Transparence et corruption : Avec des systèmes basés sur Ethereum, les transactions sont transparentes et immuables. Cela peut aider à combattre la corruption, en assurant que les fonds atteignent bien là où ils sont censés aller.

3. Identité numérique : Les solutions basées sur Ethereum peuvent fournir des identités numériques sécurisées et inviolables. Ceci est essentiel pour les réfugiés et d'autres groupes déplacés, leur permettant d'accéder aux services et droits fondamentaux.

4. Propriété et créativité : Les NFT (tokens non fongibles) sur Ethereum offrent aux artistes et créateurs une manière nouvelle et innovante de monétiser leur travail, tout en garantissant l'authenticité et la provenance.

5. Automatisation des processus : De la chaîne d'approvisionnement à l'immobilier, les smart contracts peuvent automatiser, sécuriser et rendre transparents des processus autrefois lourds et sujets à erreurs.

6. Économie du partage : Ethereum pourrait redéfinir la manière dont nous partageons des biens et services, passant d'intermédiaires comme Uber ou Airbnb à des modèles vraiment peer-to-peer.

En fin de compte, Ethereum n'est pas seulement une technologie ou une plateforme. C'est le catalyseur d'une nouvelle ère socio-économique, une ère de transparence, d'inclusion et d'innovation. Son potentiel est immense, mais comme toute technologie, son utilisation éthique, sa régulation et son acceptation par la société détermineront sa portée réelle et son impact à long terme.

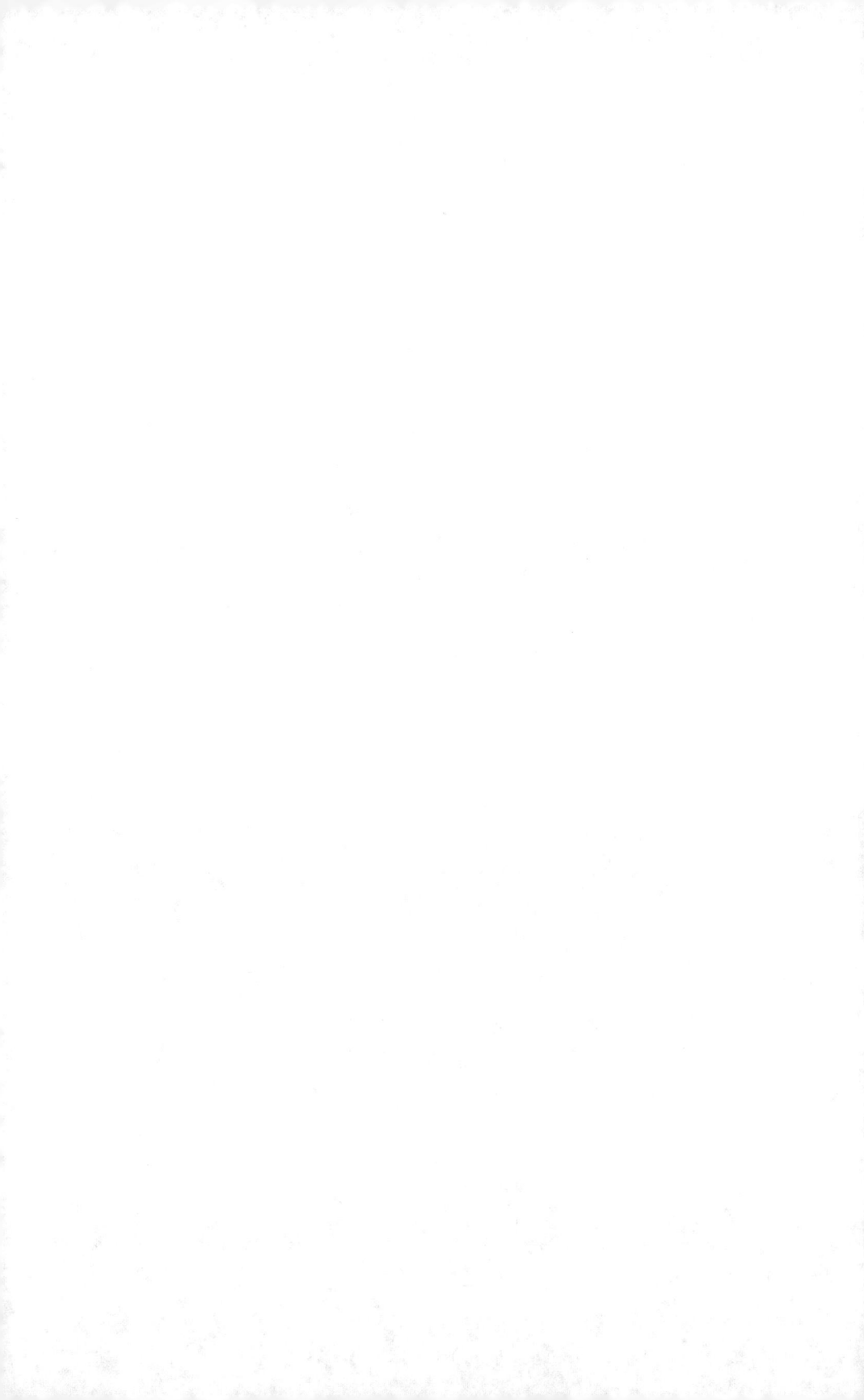

www.ingramcontent.com/pod-product-compliance
Lightning Source LLC
Chambersburg PA
CBHW070436290526
45791CB00005B/2001